Christina M. Berchtold

Das Prinzip der Eigenverantwortung und der Vertrauensgrundsatz

Christina M. Berchtold

Das Prinzip der Eigenverantwortung und der Vertrauensgrundsatz

im Bereich medizinischer Arbeitsteilung

Südwestdeutscher Verlag für Hochschulschriften

Impressum/Imprint (nur für Deutschland/only for Germany)
Bibliografische Information der Deutschen Nationalbibliothek: Die Deutsche Nationalbibliothek verzeichnet diese Publikation in der Deutschen Nationalbibliografie; detaillierte bibliografische Daten sind im Internet über http://dnb.d-nb.de abrufbar.
Alle in diesem Buch genannten Marken und Produktnamen unterliegen warenzeichen-, marken- oder patentrechtlichem Schutz bzw. sind Warenzeichen oder eingetragene Warenzeichen der jeweiligen Inhaber. Die Wiedergabe von Marken, Produktnamen, Gebrauchsnamen, Handelsnamen, Warenbezeichnungen u.s.w. in diesem Werk berechtigt auch ohne besondere Kennzeichnung nicht zu der Annahme, dass solche Namen im Sinne der Warenzeichen- und Markenschutzgesetzgebung als frei zu betrachten wären und daher von jedermann benutzt werden dürften.

Coverbild: www.ingimage.com

Verlag: Südwestdeutscher Verlag für Hochschulschriften GmbH & Co. KG
Heinrich-Böcking-Str. 6-8, 66121 Saarbrücken, Deutschland
Telefon +49 681 37 20 271-1, Telefax +49 681 37 20 271-0
Email: info@svh-verlag.de

Herstellung in Deutschland (siehe letzte Seite)
ISBN: 978-3-8381-3416-1

Imprint (only for USA, GB)
Bibliographic information published by the Deutsche Nationalbibliothek: The Deutsche Nationalbibliothek lists this publication in the Deutsche Nationalbibliografie; detailed bibliographic data are available in the Internet at http://dnb.d-nb.de.
Any brand names and product names mentioned in this book are subject to trademark, brand or patent protection and are trademarks or registered trademarks of their respective holders. The use of brand names, product names, common names, trade names, product descriptions etc. even without a particular marking in this works is in no way to be construed to mean that such names may be regarded as unrestricted in respect of trademark and brand protection legislation and could thus be used by anyone.

Cover image: www.ingimage.com

Publisher: Südwestdeutscher Verlag für Hochschulschriften GmbH & Co. KG
Heinrich-Böcking-Str. 6-8, 66121 Saarbrücken, Germany
Phone +49 681 37 20 271-1, Fax +49 681 37 20 271-0
Email: info@svh-verlag.de

Printed in the U.S.A.
Printed in the U.K. by (see last page)
ISBN: 978-3-8381-3416-1

Copyright © 2012 by the author and Südwestdeutscher Verlag für Hochschulschriften GmbH & Co. KG and licensors
All rights reserved. Saarbrücken 2012

Gliederung

A. Zur Abgrenzung des Problemkreises 1

    I. Gang der Untersuchung 1

    II. Aktuelle Entwicklungen und Gefahren im Bereich medizinischer Arbeitsteilung 2

        1. Charakteristische Kooperationsrisiken 2
        2. Charakteristische Organisationsfehler 3
        3. Folgen für die strafrechtliche Haftung 3

B. Zur rechtlichen Einordnung von Eigenverantwortung und Vertrauensgrundsatz 4

    I. Das Prinzip der Eigenverantwortung im Kontext einer strikten Arbeitsteilung 4

        1. Kernbereich ärztlicher Tätigkeit 5
            a) § 1 II HPG 5
            b) Gesetzlich geregelte Arztvorbehalte 6
            c) In Rechtsprechung und Literatur anerkannte Arztvorbehalte . 6

        2. Kernbereich pflegerischer und Hebammen-Aufgaben 7
            a) § 3 KrpflG 7
            b) § 4 HebG 8
            c) Ärztliche Gesamtverantwortung 8

II. **Der Vertrauensgrundsatz als Leitprinzip zur Abgrenzung von Verantwortlichkeit und Beschränkung von Sorgfaltspflichten** 9

    1. Dogmatische Herleitung 9

        a) Einschränkung der Erkennbarkeit einer möglichen Tatbestandsverwirklichung 10

        b) Ableitung aus dem Prinzip der Eigenverantwortlichkeit 11

        c) Ausprägung des „erlaubten Risikos" 11

            aa) Die erweiterte Interessentheorie 12

            bb) Stellungnahme 12

    2. Anwendungsvoraussetzungen des Vertrauensgrundsatzes 12

        a) Arbeitsteilung in horizontaler Richtung 13

        b) Arbeitsteilung in vertikaler Richtung 13

    3. Grenzen des Vertrauensgrundsatzes 13

        a) Übernahmeverschulden 14

        b) Erkennen bzw. Erkennenmüssen der Sorgfaltspflichtverletzung 14

            aa) Horizontale Arbeitsteilung 14

            bb) Vertikale Arbeitsteilung 15

                (1) Allgemeine Pflichten in der Hierarchie 15

                (2) Remonstrationspflicht 16

        c) Koordinierungspflicht 16

C. **Exemplifizierung des Prinzips der Eigenverantwortung und des Vertrauensgrundsatzes im Bereich medizinischer Arbeitsteilung** 17

    I. Horizontale Arbeitsteilung 17

1. Interdisziplinäre ärztliche Zusammenarbeit 17
   a) Operativer Bereich 17
      aa) Präoperative Phase 18
      bb) Intraoperative Phase 18
      cc) Postoperative Phase 19
   b) Stationärer Bereich 19
   c) Ambulanter Bereich 20
2. Interdisziplinäre ärztliche Zusammenarbeit über die
   Behandlungseinheit hinausgehend 20
   a) Interaktion mit dem „Hausarzt" 20
   b) Interaktion mit dem Konsiliarius 21

II. Vertikale Arbeitsteilung 22

1. Chefarztprinzip: Allzuständigkeit des Chefarztes 22
   a) Primäre Sorgfaltspflichten des Chefarztes 22
      aa) Organisation von Rufbereitschaft und Bereitschafts-
          dienst 22
      bb) Verantwortung für die personelle Besetzung der
          Abteilung 23
      cc) Dienstanweisung und Kontrolle ärztlicher Aufklärung
          sowie Dokumentation 24
      dd) Sicherstellung der apparativen Ausstattung 24
   b) Sekundäre Sorgfaltspflichten des Chefarztes 24

2. Der Vertrauensgrundsatz im System der ärztlichen Über- und
   Unterordnung 25
   a) Leitender Arzt – Facharzt 25
   b) Leitender Arzt – nachgeordnete Ärzte 25
   c) Einsatz eines noch unerfahrenen (Assistenz-)Arztes 26
      aa) Geburtshilfe 27
      bb) Anästhesie 27

3. Der Vertrauensgrundsatz bei der Zusammenarbeit von ärztlichem und nichtärztlichem Personal 28

   a) Zulässigkeit der Delegation ärztlicher Aufgaben auf Schwestern, Pfleger und pflegerische Assistenzberufe 28

      aa) Das Problem der sog. Parallelnarkose 29

      bb) Voraussetzungen der Parallelnarkose 29

   b) Teamarbeit zwischen Arzt und Hebamme am Beispiel des Kreißsaales 30

D. Fazit und Ausblick 31

I. Der „Mafa" als neues Konzept medizinischer Arbeitsteilung 31

II. Patientensicherheit als oberste Maxime zwischen Eigenverantwortung und Vertrauensgrundsatz 32

E. Übersicht wichtiger Entscheidungen zum Prinzip der Eigenverantwortung und Vertrauensgrundsatz im Bereich medizinischer Arbeitsteilung 33

F. Literaturverzeichnis 61

Abkürzungsverzeichnis

A

a.A.	anderer Ansicht
a.a.O.	am angegeben Ort
Abb.	Abbildung
Abs.	Absatz
ärztl.	ärztlich
AHRS	Arzthaftpflicht-Rechtsprechung
AINS	Anästhesiologie, Intensivmedizin, Notfallmedizin, Schmerztherapie
AiP	Arzt im Praktikum
AMG	Gesetz über den Verkehr mit Arzneimitteln (Arzneimittelgesetz)
Alt.	Alternative
Anästhesist	Der Anästhesist, Zeitschrift für Anästhesie, Intensivmedizin, Notfall- und Katastrophenmedizin, Schmerztherapie
Anm.	Anmerkung
Art.	Artikel
ArztR	ArztRecht
Arzt und Krankenhaus	Arzt und Krankenhaus, Fachzeitschrift für das Krankenhauswesen
Aufl.	Auflage

B

BÄK	Bundesärztekammer
Bd.	Band
BDA	Berufsverband Deutscher Anästhesisten
Beschl.	Beschluss
betr.	betreffend
BGB	Bürgerliches Gesetzbuch
BGBl.	Bundesgesetzblatt
BGH	Bundesgerichtshof
BGHSt	Entscheidungssammlung des BGH in Strafsachen
BGHZ	Entscheidungssammlung des BGH in Zivilsachen

Bl.	Blatt
Bsp.	Beispiel
BTDrs.	Drucksachen des Deutschen Bundestages
BtMG	Gesetz über den Verkehr mit Betäubungsmitteln (Betäubungsmittelgesetz)
BVerfG	Bundesverfassungsgericht
BVerfGE	Entscheidungen des Bundesverfassungsgerichts
BVerwG	Bundesverwaltungsgericht
BVerwGE	Entscheidungen des Bundesverwaltungsgerichts
bzgl.	bezüglich
bzw.	beziehungsweise

C

ca.	circa

D

DÄBl	Deutsches Ärzteblatt
ders.	derselbe
d.h.	das heißt
DJT	Deutscher Juristentag
Drs.	Drucksache
Dt.	Deutsch, deutsche, deutscher

E

E	Entscheidung
ebd.	ebenda
engl.	englisch
ESchG	Gesetz zum Schutz von Embryonen (Embryonenschutzgesetz)
etc.	et cetera
e.V.	eingetragener Verein

F

FAZ	Frankfurter Allgemeine Zeitung
f.	folgende
ff.	fortfolgende
Fn.	Fußnote
FS	Festschrift

G

geg.	gegenüber
GesR	Gesundheitsrecht
GG	Grundgesetz
gl.	gleich, gleiche, gleicher
GOÄ	Gebührenordnung für Ärzte
grds.	grundsätzlich

H

HebG	Gesetz über den Beruf der Hebamme und des Entbindungspflegers
HPG	Gesetz über die berufsmäßige Ausübung der Heilkunde ohne Bestallung (Heilpraktikergesetz)
Hrsg.	Herausgeber

I

i.d.R.	in der Regel
i.E.	Im Ergebnis
IfSG	Gesetz zur Verhütung und Bekämpfung von Infektionskrankheiten beim Menschen – Infektionsschutzgesetz
i.R.d.	im Rahmen des
i.S.v.	im Sinne von
i.V.m.	in Verbindung mit
i.w.S.	im weiteren Sinne

J

JA	Juristische Arbeitsblätter
JR	Juristische Rundschau
JURA	Juristische Ausbildung
JuS	Juristische Schulung
JZ	Juristenzeitung

K

Kap.	Kapitel
KastrG	Gesetz über die freiwillige Kastration und andere Behandlungsmethoden
KG	Kammergericht
KrpflG	Gesetz über die Berufe in der Krankenpflege

L
LG Landgericht

M
M. Morbus
Mafa Medizinischen Assistenten für Anästhesiologie
MedR Medizinrecht
Min. Minuten
MPVerschrV Verordnung über die Verschreibungspflicht von Medizinprodukten
MVZ Medizinisches Versorgungszentrum

N
NJW Neue Juristische Wochenschrift
Nr. Nummer

O
OLG Oberlandesgericht
OP Operationssaal

R
RG Reichsgericht
Rn. Randnummer
Rspr. Rechtsprechung

S
S. Seite
s. siehe
scil., sc. scilicet (lat.), nämlich
SGB Sozialgesetzbuch
sog. sogenannt, sogenannte, sogenannter
StA Staatsanwalt(schaft)
StGB Strafgesetzbuch
StPO Strafprozessordnung

T
TransfG Gesetz zur Regelung des Transfusionswesens (Transfusionsgesetz)

U

u.a.	unter anderem
u.ä.	und ähnliche
ugs.	umgangssprachlich
u.U.	unter Umständen
Urt.	Urteil
usw.	und so weiter

V

v.	von, vom
versch.	verschiedene
VersR	Versicherungsrecht
vgl.	vergleiche
VL	Vorlesung
Vol.	Volume
vs.	versus

Z

z.	zum
z.B.	zum Beispiel
ZfL	Zeitschrift für Lebensrecht
ZfP	Zeitschrift für Politik
ZHG	Gesetz über die Ausübung der Zahnheilkunde
Zif.	Ziffer
zit.	zitiert
z.T.	zum Teil
zugl.	zugleich

A. Zur Abgrenzung des Problemkreises

Arbeitsteilung gilt für unsere moderne Medizin als „Gebot der Stunde".[1] Bereits im Jahre 1917 formulierte Max Weber, „dass die Wissenschaft in ein Stadium der Spezialisierung eingetreten ist, wie es früher unbekannt war."[2] Auch heute werden Synergieeffekte mit einer fortwährenden Ergänzung, Erweiterung und Intensivierung des Spezialwissens und der Fertigkeiten in Facharztdisziplinen genützt, Kompetenzen gebündelt und folglich auch bedeutende Fortschritte und Erfolge der modernen Medizin errungen.[3] Kaum ein ärztlicher Eingriff ist ohne die Mitwirkung von Assistenzpersonal oder Konsultation erfahrener Kollegen vorstellbar.[4]
Gleichwohl birgt die durch hohes Patientenaufkommen bedingte Spezialisierung und Subspezialisierung[5] mit der Verwendung immer komplizierterer „Spezialapparaturen"[6] nicht nur „Segen", sondern auch „Fluch" in Gestalt spezifischer Gefahrenquellen.[7]

Aus strafrechtlicher Sicht kann zunächst jedes Teammitglied – soweit sorgfaltswidrig vorgegangen wurde – wegen eines Fahrlässigkeitsdelikts zur Verantwortung gezogen werden.[8] Allgemein anerkannt sind daher zur Begrenzung von Haftungsrisiken die Prinzipien der Eigenverantwortung und des Vertrauensgrundsatzes im Bereich medizinischer Arbeitsteilung.[9]

I. Gang der Untersuchung

Im Folgenden sollen nun – ausgehend von den aktuellen Entwicklungen und Gefahren medizinischer Arbeitsteilung – die tragenden Leitprinzipien der Eigenverantwortung und des Vertrauensgrundsatzes zur Abgrenzung medizinischer Verantwortlichkeit aufgezeigt und an Beispielen aus der Rechtsprechung verdeutlicht werden.

---

[1] Carstensen/Schreiber, S.168.
[2] Weber, Wissenschaft, S.5.
[3] Schroth, MedstrR, S.133 f.; Ulsenheimer, ArztstrR, Rn.138.
[4] Wilhelm, Arbeitsteilung in der Medizin, S.1.
[5] Vgl. § 2 II Nr.5 Muster-Weiterbildungsordnung betr. versch. Teilgebiete der Chirurgie; Ulsenheimer, ArztstrR, Rn.138.
[6] Vgl. BVerfG NJW 1972,1507 f.
[7] So Ulsenheimer, ArztstrR, Rn.138; Schroth, MedstrR, S.133 f.
[8] Schroth, MedstrR, S.134 f.
[9] Schroth, MedstrR, S.135 f.; Ulsenheimer, ArztstrR, Rn.140.

Abschließend erfolgt eine kurze Gesamtschau, in der die Bedeutung medizinischer Eigenverantwortung und des Vertrauensprinzips herausgestellt sowie in einem Ausblick auf die Entwicklung neuer Ausbildungsmodelle eingegangen wird.

II. Aktuelle Entwicklungen und Gefahren im Bereich medizinscher Arbeitsteilung

Angesichts des raschen technischen Fortschritts und der wissenschaftlichen Spezialisierung und Subspezialisierung[10] werden medizinische Einrichtungen – auch aus Gründen der Rationalisierung – zunehmend in größere Arzt- und Praxisgemeinschaften, Krankenhäuser sowie Universitätskliniken umorganisiert und mit der Verzahnung ambulanter und stationärer Versorgung in neue Mischformen, wie z.b. medizinische Versorgungszentren (kurz „MVZ", § 95 SGB V), umstrukturiert.[11]

Inhalte und organisatorische Maßnahmen werden in Leitlinien festgesetzt und neue Ausbildungsformen (z.b. Medizinische Assistenz für Anästhesiologie, kurz „Mafa") neben bisher bekannten Qualifikationsvoraussetzungen entwickelt.[12]

1. Charakteristische Kooperationsrisiken

Untrennbar mit jeder, nicht nur medizinischen Arbeitsteilung, verbunden sind dabei typische Kooperationsrisiken, wie beispielsweise unvollständige oder unklare, gegenseitige Informationsvermittlung, mangelnde Abstimmung bei getroffenen Maßnahmen, Defizite einzelner Mitarbeiter hinsichtlich hinreichender Qualifikation, Fortbildung und Erfahrungskompetenz oder auch Bereiche im sog. „Niemandsland", für die sich bei internen Zuständigkeitsverteilungen kein Teammitglied verantwortlich fühlt bzw. niemand verantwortlich ist (da die entsprechende Regelung fehlt).[13]

---

[10]Vgl. § 2 II Nr.5 Muster-Weiterbildungsordnung Chirurgie (s. Fn.4).
[11]Umbreit, Verantwortlichkeit, S.1; Ulsenheimer, ArztstrR, Rn.138.
[12]So Bergmann, MedR 2009, 7.
[13]Ulsenheimer, ArztstrR, Rn.138.

2. Charakteristische Organisationsfehler

Aus diesen typischen Kooperationsrisiken resultieren oftmals Organisationsfehler, die u.a. auf strukturellen Defiziten, ungenügender personeller oder apparativer Ausstattung,[14] unzureichender Überwachung von Patienten oder dem frühen, selbstständigen Einsatz junger Ärzte basieren; systematisch sind sie in folgende Subgruppen zu unterteilen:

Kommunikationsmängel
Koordinationsmängel
Qualifikations-/Selektionsmängel
Kompetenzabgrenzungsmängel
Delegationsmängel

Abb. 1: Charakterische Organisationsfehler[15]

3. Folgen für die strafrechtliche Haftung

Hierbei zeigt „die Mannigfaltigkeit der Fehlerquellen" unschwer, dass einerseits die Teamarbeit mehrerer Ärzte gleicher oder verschiedener Fachrichtung – und des nichtärztlichen Personals (Krankenschwester, -pfleger, Hebammen) andererseits – für die Beteiligten „strafrechtlich außerordentlich haftungs- und für die behandelten Patienten in gleicher Weise gefahrenträchtig ist:"[16]

Von strafrechtlicher Relevanz für den behandelnden Arzt, den nichtärztlichen Mitarbeiter oder die für die Krankenhausorganisation verantwortlichen Personenkreise sind neben § 223 StGB insbesondere die Fahrlässigkeitsdelikte gem. §§ 222 (fahrlässige Tötung) und 229 StGB (fahrlässige Körperverletzung).[17]

---

[14]So z.B. OLG Hamm, GesR 2005,462 f.
[15]Adaptiert aus Ulsenheimer, ArztstrR, Rn.138 ff.; Schroth, VL MedstrR, #62.
[16]Ulsenheimer, ArztstrR, Rn.140.
[17]Vgl. Schroth, MedstrR, S.134; Spickhoff/Seibl, MedR 2008, 464 f.

B. Zur rechtlichen Einordnung von Eigenverantwortung und Vertrauensgrundsatz

Ausgangspunkt bei einem Fahrlässigkeitsdelikt ist zunächst, dass jeder, der mitursächlich für den Erfolgseintritt ist, Täter sein kann (Einheitsstäter).[18] Arbeitsteiliges Verhalten wäre jedoch ineffizient – geradezu „unerträglich" –wenn „jeder für jeden Sorgfaltspflichtverstoß des anderen, für jede Zuständigkeits- oder Informationslücke" strafrechtlich einstehen müsste.[19] Ziel der Verantwortungszuschreibung muss also sein, eine Übernahme der Behandlung noch zumutbar erscheinen zu lassen.[20]

Anerkannt für den Bereich der medizinischen Arbeitsteilung sind daher in Rechtswissenschaft und Medizin zwei primär von *Weißauer* begründete Kriterien: einerseits das Prinzip der Eigenverantwortung und andererseits der Vertrauensgrundsatz als Leitprinzip zur Abgrenzung von Verantwortlichkeit und Beschränkung von Sorgfaltspflichten.[21]

I. Das Prinzip der Eigenverantwortung im Kontext einer strikten Arbeitsteilung

Als Voraussetzung jedes Handelns ist das Prinzip der Selbstverantwortung aus der freiheitlichen Grundausrichtung unserer Rechtsordnung abzuleiten.[22]
Bis Ende der 50er-/Anfang der 60er-Jahre des 20. Jahrhunderts galt die „klassische", in Tradition begründete Auffassung einer unteilbaren ärztlichen Verantwortung für den Patienten als *„suprema lex"*.[23]
In den 60er-Jahren wurde dieser Grundgedanke modifiziert und zu einer Aufgabenzuweisung nach „Maßgabe von Gebietsbezeichnungen, berufsständischen Vereinbarungen und der konkreten Rollenverteilung" bis hin zu einer entsprechenden Aufteilung der strafrechtlichen Verantwortung für den jeweiligen Zuständigkeits-

---

[18]Schroth, VL MedstrR, #63.
[19]Schroth, MedstrR, S.134 f.; Ulsenheimer, ArztstrR, Rn.140.
[20]Schroth, VL MedstrR, #63.
[21]Weißauer, Anästhesist 1962, 239 ff.; grundlegend – aber i.E. konträr – Engisch, Langenbeck's Archiv, S.240, 251 f.; vgl. Ulsenheimer, ArztstrR, Rn.141.
[22]Brinkmann, Vertrauensgrundsatz, S.131.
[23]Engisch, Langenbeck's Archiv, S.254; Ulsenheimer, ArztstrR, Rn.141.

bereich weiterentwickelt.[24] Der strafrechtlichen Voraussetzung, dass Schuld ein höchstpersönliches und individuelles Verschulden zugrunde liege, wurde folglich entsprochen.[25]

1. Kernbereich ärztlicher Tätigkeit

Auch heute besteht Einigkeit dahingehend, dass in Zusammenschau interner Strukturen und medizinischer Voraussetzungen Aufgaben existieren, die sich auf den Kernbereich ärztlicher Tätigkeit[26] beschränken. Zunächst ist also festzustellen, wie sich dieser Begriff des Kernbereichs bestimmt.

a) § 1 II HPG

Einen ersten Anhaltspunkt hierfür bietet § 1 HPG. § 1 II HPG formuliert eine Legaldefinition des Begriffs der Heilkunde als „jede berufs- oder gewerbsmäßig vorgenommene Tätigkeit zur Feststellung, Heilung oder Linderung von Krankheiten, Leiden oder Körperschäden bei Menschen."
Folgt man jedoch dieser Definition, wären nahezu alle nichtärztlichen Berufe berührt; die Norm würde zu weit reichen.[27]
Eingeschränkt wird § 1 II HPG daher nach verfassungskonformer Auslegung insoweit, dass die Tätigkeit gerade ärztliches Fachwissen voraussetzt, um Nichtärzte ohne „Bestallung"[28] gem. § 1 I HPG – auch bei entsprechender Kenntnis – im Tätigkeitsfeld des § 1 II HPG auszuschließen.[29]

Gleichwohl zu beachten ist, dass keine gesetzliche Regelung existiert (auch § 1 HPG nicht!), die die Grenzen zwischen erlaubter und nicht mehr zulässiger Übertragung ärztlicher Maßnahmen auf nichtärztliches Personal reguliert; hier ist auf weitere Kriterien zurückzugreifen, um den „genuinen" ärztlichen Aufgabenbereich zu bestimmen.[30]

---

[24]OLG Oldenburg MedR 1999, 36; BGH VersR 1990, 1242 f.; Ulsenheimer, ArztstrR, Rn.141.
[25]Ulsenheimer, ArztstrR, Rn.141.
[26]Spickhoff/Seibl, MedR 2008,465; Laufs/Kern, § 47 Rn.4.
[27]Ulsenheimer/Biermann, S.313.
[28]§ 1 I HPG verwendet den mit der ärztl. Approbation vergleichbaren Begriff der „Bestallung", vgl. *Hespeler* in: Rieger et al., HK/AKM, Rn.1.
[29]BGH NJW 1982, 1331; BVerwG NJW 1959, 833; BVerwG NJW 1966, 418; BVerfGE 35, 308 ff.; BVerfGE 78, 179 ff.; Spickhoff/Seibl, MedR 2008, 465.
[30]Auch § 1 I, II MBO hilft hier nicht weiter; Ulsenheimer/Biermann, S.313.

b) Gesetzlich geregelte Arztvorbehalte

So finden sich in verschiedenen Gesetzen Arztvorbehalte, die den Kernbereich ärztlicher Tätigkeit festlegen, um den spezifischen medizinischen Anforderungen gerecht zu werden, wie z.b. in §§ 1 I 1, III ZHG (Gesetz über die Ausübung der Zahnheilkunde), 24 IfSG (Gesetz zur Verhütung und Bekämpfung von Infektionskrankheiten beim Menschen), 218 ff. StGB (Strafgesetzbuch), 2 I KastrG (Gesetz über die freiwillige Kastration und andere Behandlungsmethoden), 7 II TFG (Gesetz zur Regelung des Transfusionswesens), 9 und 11 ESchG (Gesetz zum Schutz von Embryonen), 13 I BtMG (Gesetz über den Verkehr mit Betäubungsmitteln), 48 AMG (Gesetz über den Verkehr mit Arzneimitteln), 1 I MPVerschrV (Verordnung über die Verschreibungspflicht von Medizinprodukten) oder in §§ 40 II 1, IV Nr.3, 41 I, II und III AMG, 20 I Nr.2, IV Nr. 4, 21 Nr.3 MPG (Gesetz über Medizinprodukte).[31]

c) In Rechtsprechung und Literatur anerkannte Arztvorbehalte

Nicht gesetzlich geregelt, jedoch in Rechtsprechung[32] und Literatur[33] anerkannt sind ferner Arztvorbehalte, unter die neben der Aufklärung – die im Hinblick auf die zentrale Bedeutung des Selbstbestimmungsrechts des Patienten aus Art. 2 I i.V.m. Art. 1 I GG ausschließlich von einem approbierten Mediziner durchzuführen ist – auch sämtliche diagnostische und therapeutische Entscheidungen zu subsumieren sind.

Sinn und Zweck dieser Vorbehalte, die gleichzeitig Delegationsverbote[34] darstellen, ist die Garantie eines wissenschaftlichen Standards, um medizinische Kenntnisse in sensiblen Bereichen zu sichern und bestimmte Tätigkeiten aufgrund ihres erheblichen Gefahrenpotenzials einem ausgebildeten Arzt vorzubehalten.[35]

---

[31] Aktualisiert nach Pitz, Medizinalpersonal, S.88.
[32] Z.B. BGH NJW 1974,1424; BGH NJW 1975, 2246 f.
[33] Vgl. Ulsenheimer, ArztstrR, Rn.196; Köhler-Fleischmann, S. 103.
[34] Schroth, MedstrR, S.140.
[35] Vgl. Spickhoff/Seibl, MedR 2008, 466.

Insgesamt kann jedoch nur der jeweilige medizinische Experte die spezifischen Gefahren erkennen, die sich aus Art und Schwere des Eingriffs und seiner Komplikationsträchtigkeit ergeben; folglich sollte der Kernbereich ärztlichen Handelns vom jeweiligen Fachgebiet zu definieren sein.[36] Festzuhalten bleibt indes, dass ein persönliches Eingreifen des Arztes stets einzufordern ist, wenn „die betreffende Tätigkeit gerade dem Arzte eigene Kenntnisse und Kunstfertigkeiten voraussetzt."[37]

2. Kernbereich pflegerischer und Hebammen-Aufgaben

Prüft man nun die rechtlichen Bestimmungen für das nichtärztliche Personal, ist zunächst auf § 3 KrpflG und § 4 HebG zu verweisen.

a) § 3 KrpflG

Gem. § 3 I KrpflG ist die Pflege auf „Wiedererlangung, Verbesserung, Erhaltung und Förderung der physischen und psychischen Gesundheit des zu pflegenden Menschen auszurichten." In § 3 II Nr.1 KrpflG findet sich eine gesetzliche, wenngleich nicht abschließende[38] Beschreibung des krankenpflegerischen Tätigkeitsfeldes:

- „Erhebung und Feststellung des Pflegebedarfs, Planung, Organisation, Durchführung und Dokumentation der Pflege, [...]
- Beratung, Anleitung und Unterstützung [...] in der individuellen Auseinandersetzung mit Gesundheit und Krankheit,
- Einleitung lebenserhaltender Sofortmaßnahmen bis zum Eintreffen der Ärztin oder des Arztes."

So umfassen Grund- und Behandlungspflege beispielsweise das Betten und Lagern des Patienten, die Körperpflege, Ernährung und Überwachung von Vitalparametern sowie die Verabreichung (!) von Medikamenten.[39]

---

[36] Ulsenheimer, Delegation, S.456.
[37] BGH NJW 1975, 2246 f.
[38] Ulsenheimer, ArztstrR, Rn.201
[39] Die Anordnungskompetenz hierfür liegt ausschließlich beim Arzt, vgl. BGH MedR 1988,97.

b) § 4 HebG

Neben § 3 KrpflG setzt § 4 I, II HebG die Tätigkeiten der Geburtshilfe für Hebammen und Entbindungspfleger mit der Beaufsichtigung des Geburtsvorgangs, der Hilfe bei der Geburt und der Überwachung des Wochenbettverlaufs fest.

c) Ärztliche Gesamtverantwortung

Allerdings unterstehen Pflege und Geburtshilfe insgesamt einer ärztlichen Gesamtverantwortung, so dass bei Zwischenfällen oder Problemen ein ärztliches Einschreiten erforderlich werden kann.[40]
In den Bereich ärztlicher Verantwortung fällt hierbei die Rechtsaufsicht, während die Fachaufsicht dem Pflegedienst oder der Hebamme obliegt.[41]

---

[40]Ulsenheimer, ArztstrR, Rn.201.
[41]So Boll, Kompetenz, 2001.

II. Der Vertrauensgrundsatz als Leitprinzip zur Abgrenzung von Verantwortlichkeit und Beschränkung von Sorgfaltspflichten

Als zweites tragendes Leitprinzip bildet der sog. Vertrauensgrundsatz die „Kehrseite der Eigenverantwortlichkeit"[42] zur Abgrenzung von Verantwortlichkeit und Beschränkung von Sorgfaltspflichten im Bereich medizinischer Arbeitsteilung. Mit BGH-Worten:

„Jeder Arzt [hat] denjenigen Gefahren zu begegnen, die in seinem Aufgabengebiet entstehen. Solange keine offensichtlichen Qualifikationsmängel oder Fehlleistungen erkennbar werden, muss er sich aber darauf verlassen dürfen, dass auch der Kollege des anderen Fachgebiets seine Aufgaben mit der gebotenen Sorgfalt erfüllt. Eine gegenseitige Überwachungspflicht besteht insoweit nicht."[43]

Ausdrücklich stellt der BGH fest, dass „jede Form der Zusammenarbeit im Operationssaal fragwürdig und mit zusätzlichen Risiken für den Patienten verbunden" wäre,[44] würde man entgegen dem Vertrauensgrundsatz eine Pflicht zur Überwachung bejahen.

Der Vertrauensgrundsatz garantiert also Synergieeffekte, indem jeder Arzt in der medizinisch-arbeitsteiligen Praxis grundsätzlich darauf vertrauen darf, dass sich der mitarbeitende Kollege *lege artis* verhält.[45]

1. Dogmatische Herleitung

Anfänglich wurde der Vertrauensgrundsatz von der Rechtsprechung in Anpassung an die Erfordernisse des Straßenverkehrs aus dem „Misstrauensgrundsatz" als Prinzip zur Verneinung einer unzulässigen Gefahrerhöhung entwickelt.[46]

---

[42]S. Ulsenheimer, ArztstrR, Rn.144.
[43]BGH VersR 1991,695; BGH NJW 1987, 2293; OLG Naumburg MedR 2005, 232 f..
[44]BGH NJW 1980,650.
[45]Schroth, MedstrR, S.135.
[46]Das RG hatte v.a. geg. Fußgängern vielfach den „Misstrauensgrundsatz" bevorzugt, vgl. Roxin AT I, S.1070.

Inwieweit das Vertrauensprinzip dabei auf andere Lebensbereiche ausgeweitet werden kann, ist zunächst strittig;[47] als allgemein anerkannt gilt jedoch, dass sich sein Anwendungsbereich auf den Fall arbeitsteiligen Zusammenwirkens im Bereich medizinischer Arbeitsteilung (z.b. beim Zusammenwirken eines Operationsteams) erstreckt.[48]

In Bezug auf die dogmatischen Grundlagen werden insbesondere folgende Begründungsansätze vertreten:

a) Einschränkung der Erkennbarkeit einer möglichen Tatbestandsverwirklichung

Eine Ansicht versteht die Anwendung des Vertrauensgrundsatzes als Urteil über die objektive Voraussehbarkeit einer möglichen Tatbestandsverwirklichung: demnach bewirkt der Vertrauensgrundsatz, dass an ein bestimmtes Verhalten zu stellende, objektive Sorgfaltsanforderungen nur jenes Maß erreichen, das auch allen anderen Mitarbeitenden in der Erwartung eines sorgfaltsgemäßen Verhaltens obliegt.[49] Hierbei stellen Sorgfaltswidrigkeiten anderer einen voraussehbaren, geradezu klassischen Erfahrungswert dar.[50]

Hinsichtlich der generellen Voraussehbarkeit fremden Fehlverhaltens übernimmt der Vertrauensgrundsatz insoweit eine Korrektivfunktion, dass rechtserhebliche Risikofaktoren zu vermeiden sind, die sich infolge einer speziellen Erkenntnismöglichkeit als solche aufdrängen.[51]

Doch liegen medizinische Sorgfaltspflichtverletzungen oftmals außerhalb des allgemeinen Erfahrungswissens, sind häufig nicht für jedermann voraussehbar und können selten für medizinisches Verhalten kalkuliert werden.[52]
Weitere dogmatische Gesichtspunkte müssen daher zum Tragen kommen.[53]

---

[47]Brinkmann, Vertrauensgrundsatz, S.110 ff.
[48]Roxin AT I, S.1071; Peter, Arbeitsteilung im Krankenhaus, S.12.
[49]Peter, Arbeitsteilung im Krankenhaus, S.12; Sch-Sch § 15, Rn.125.
[50]Wilhelm, Arbeitsteilung Medizin, S.61; Peter, Arbeitsteilung im Krankenhaus, S.12; Stratenwerth, Arbeitsteilung, S. 392; Carstensen/Schreiber,S.169.
[51]Wilhelm, Arbeitsteilung Medizin, S.61.
[52]Peter, Arbeitsteilung im Krankenhaus, S.12.
[53]Stratenwerth, Arbeitsteilung, S. 387 f.; Peter, Arbeitsteilung im Krankenhaus, S.12.

b) Ableitung aus dem Prinzip der Eigenverantwortlichkeit

So stützt *Schumann* den Vertrauensgrundsatz auf das Prinzip der Selbstverantwortung.[54] Demnach ist das Vertrauen auf sorgfaltsgemäßes Verhalten Dritter bereits wegen des Charakters der Verantwortlichkeit des anderen, der selbst unter den Anforderungen der Rechtsordnung steht, berechtigt.[55] *Stratenwerth* folgert weiter, dass ein riskantes Fehlverhalten anderer auch bei Vorhersehbarkeit nicht zuzurechnen wäre, da angesichts der Eigenverantwortung auf den „Charakter des anderen als einer verantwortlichen Person" Verlass sein dürfe.[56] Hiergegen ist jedoch einzuwenden, dass das eigenverantwortliche Handeln Dritter keine Vermutung der Sorgfaltsgemäßheit *per se* sein kann; darf man auf letztere vertrauen, so erfordert die Geltung des Vertrauensgrundsatzes eine weitergehende Rechtfertigung.[57]

c) Ausprägung des „erlaubten Risikos"

Nach h.M. in Rechtsprechung und Literatur wird der Vertrauensgrundsatz daher als Ausprägung der auf einer Güterabwägung beruhenden Figur des „erlaubten Risikos" begründet;[58] das erlaubte Risiko ist hierbei wiederum Ausdruck der sozialen Adäquanz, um Handlungen aus dem Tatbestand eines Delikts auszuscheiden, die einerseits kausal für den schädlichen Erfolg, andererseits jedoch für eine Aufrechterhaltung des sozialen Lebens unerlässlich sind.[59] Demgemäß wird die Figur des erlaubten Risikos im Ergebnis auch als Fall der Interessenabwägung verstanden.[60]

---

[54]Peter, Arbeitsteilung im Krankenhaus, S.17; Schumann, Handlungsunrecht, S.11 ff.
[55]Schumann, Handlungsunrecht, S.11; Stratenwerth, Arbeitsteilung, S.383; Peter, Arbeitsteilung im Krankenhaus, S.15.
[56]Stratenwerth, Arbeitsteilung, S. 392 f.; vgl. Wilhelm, Arbeitsteilung Medizin, S.61 f.
[57]Peter, Arbeitsteilung im Krankenhaus, S.17.
[58]BGHSt 13, 169 ff.; BGHSt 14, 201 ff.; Sch-Sch, § 16, Rn.169 f., Roxin, AT I, S.1070; Peter, Arbeitsteilung im Krankenhaus, S.14.
[59]Peter, Arbeitsteilung im Krankenhaus, S.14; Sch-Sch, § 15, Rn.146.
[60]Brinkmann, Vertrauensgrundsatz, S.122; vgl. Roxin, AT I, S.1070.

aa) Die erweiterte Interessentheorie

Kuhlen erweitert diese Interessentheorie zudem um eine „Interessenabwägung, die neben dem Aspekt des Rechtsgüterschutzes auch den der Eigenverantwortlichkeit der anderen und der Handlungsfreiheit des Sorgfaltspflichtigen zu berücksichtigen hat."[61] Zwar wird argumentiert, dass sich der strafrechtliche Vertrauensgrundsatz aus dieser Ansicht nicht „zwingend" ableiten ließe; der Vertrauensgrundsatz habe immer dann keine Geltung, wenn seine Anwendung mit der Ausgestaltung bestimmter sozialer Rollen inkompatibel sei.[62] Allerdings sind als Exempel hierfür vornehmlich überwachende, kontrollierende Tätigkeiten – wie z.B. eines Wirtschaftsprüfers – anzuführen.[63]

bb) Stellungnahme

Im Ergebnis überzeugt daher dieser erweiterte Ansatz des erlaubten Risikos zwischen „liberalistischer Betonung der individuellen Handlungsfreiheit und sozialstaatlichem Solidaritätspostulat"[64] als tragfähige Grundlage des Vertrauensgrundsatzes in der Medizin.

So stellt das Zusammenwirken der verschiedenen Disziplinen und Heilberufe im klinischen Alltag ein elementares Instrument dar; aus juristischer Sicht muss indes gelten, einerseits größtmögliche Handlungsfreiräume für die am Heilungsprozess Beteiligten zu schaffen und andererseits den an oberster Stelle stehenden Rechtsgütern – dem Leben und der Gesundheit – ihren erforderlichen Schutz zu gewähren.[65]

2. Anwendungsvoraussetzungen des Vertrauensgrundsatzes

Für die Anwendung des Vertrauensprinzips im Rahmen einer gemeinsamen Heilbehandlung müssen die folgenden Fallkonstellationen unterschieden werden.

---

[61] Kuhlen, S.133; Brinkmann, Vertrauensgrundsatz, S.126.
[62] Vgl. Brinkmann, Vertrauensgrundsatz, S.126; Kuhlen, S.133.
[63] Brinkmann, Vertrauensgrundsatz, S.126.
[64] Kuhlen, S.133.
[65] So auch Wilhelm, Arbeitsteilung Medizin, S.65; im Ergebnis wird die Anwendung des Vertrauensgrundsatzes aus Praktikabilitätsgründen nicht bestritten, vgl. Peter, Arbeitsteilung im Krankenhaus, S.17.

a) Arbeitsteilung in horizontaler Richtung

Die horizontale Gleichordnung ist durch das Prinzip partnerschaftlicher Gleichordnung und grundsätzlicher Weisungsfreiheit geprägt.[66] Als charakteristische Fallgruppen werden nachfolgend

- die interdisziplinäre ärztliche Zusammenarbeit auf Station, im ambulanten Bereich sowie im Operationssaal und
- die interdisziplinäre ärztliche Zusammenarbeit außerhalb einer Behandlungseinheit

illustriert.

b) Arbeitsteilung in vertikaler Richtung

Das Gegenstück hierzu bildet die vertikale Arbeitsteilung, die eine hierarchische Struktur aufweist, für die also Unterordnung und Weisungsgebundenheit der Teammitglieder gegenüber einer fachlich überlegenen und/oder arbeitsrechtlich vorgesetzten Person maßgeblich ist.[67] Besprochen werden in dieser Arbeit die Beispiele:

- Leitender Arzt – Facharzt,
- Leitender Arzt – nachgeordnete Ärzte,
- Arzt – Pflegepersonal,
- Arzt – Hebamme.

3. Grenzen des Vertrauensgrundsatzes

Grundsätzlich gelten sowohl bei horizontaler als auch bei vertikaler Arbeitsteilung das Eigenverantwortungs- und das Vertrauensprinzip.[68]

---

[66] Ulsenheimer, ArztstrR, Rn.142.
[67] Ulsenheimer, ArztstrR, Rn.142.
[68] Schroth, MedstrR, S.135.

Trotz sorgfaltsgemäßer Abgrenzung der Verantwortungsbereiche können jedoch Situationen auftreten, in denen ein gegenseitiges Vertrauen nicht gerechtfertigt ist und auf das sorgfaltsmäßige Mitarbeit des anderen nicht vertraut werden kann.[69]

a) Übernahmeverschulden

Nur ausnahmsweise – wenn sich ein Teammitglied in der konkreten Situation beispielsweise infolge von Trunkenheit, Krankheit oder Erschöpfung nicht in der Verfassung befindet, seine Aufgaben sorgfaltsmäßig zu erfüllen, oder wenn sich Anhaltspunkte für „ernsthafte Zweifel an der Ordnungsgemäßheit der Vorarbeit des Kollegen erkennbar" sind – ist der Vertrauensgrundsatz gänzlich aufzuheben.[70]

b) Erkennen bzw. Erkennenmüssen der Sorgfaltspflichtverletzung

Insgesamt sind im Grenzbereich des Vertrauensgrundsatzes „die Anforderungen an die Geltung des Vertrauensschutzes umso höher, je größer das Risiko eines Behandlungsfehlers und die daraus resultierende Gefährdung des Patienten ist".[71] Auf den Vertrauensgrundsatz kann sich daher nur derjenige berufen, der die Sorgfaltspflichtverletzung eines anderen nicht gekannt hat: „wo *de facto* kein Vertrauen besteht, kann auch *de iure* keines geschaffen werden."[72]
Strittig sind hierbei insbesondere die Fälle, in denen ein Fehler aus der Sicht *ex ante* hätte erkannt werden können.[73]

aa) Horizontale Arbeitsteilung

So sind im Bereich der horizontalen Arbeitsteilung einerseits hohe Anforderungen zu stellen, da sich die Beteiligten im Rahmen der Ausbildung bis hin zur Approbation ausreichende medizinische Kenntnisse aneignen.[74]

---

[69]Sch-Sch, § 15, Rn.213 ff.; Peter, Arbeitsteilung im Krankenhaus, S.17.
[70]Ulsenheimer, ArztstrR, Rn.145.
[71]Ulsenheimer, ArztstrR, Rn.145; BGHSt 43,306 ff.
[72]Umkehrschluss aus Peter, Arbeitsteilung im Krankenhaus, S.29.
[73]VL Schroth, #65.
[74]So Peter, Arbeitsteilung im Krankenhaus, S.29.

Andererseits wird in der Praxis mit zunehmender (Sub-)Spezialisierung unterschiedliches Fachwissen erworben,[75] so dass der Vertrauensgrundsatz nur in Ausnahmefällen zu begrenzen ist.[76] Eine grundsätzliche Überwachungspflicht besteht nicht.[77]

bb) Vertikale Arbeitsteilung

Im Vergleich hierzu werden die Grenzen der Haftungsbeschränkung im Bereich vertikaler Arbeitsteilung enger ausgelegt.[78] So liegt eine Haftung in der Regel nur bei allein vom nachgeordneten Mitarbeiter zu verantwortendem Fehlverhalten vor.[79] In der Zusammenarbeit wird der nachgeordnete Dienst wegen seiner Einbindung in die hierarchische Krankenhausstruktur haftungsrechtlich geschützt und die Verantwortung im Rahmen der Unterordnung eingeschränkt.[80]

(1) Allgemeine Pflichten in der Hierarchie

Aus dem hierarchischen Über-/Unterverhältnis der handelnden Personen und des zumindest äquivalenten Fachwissens des übergeordneten Kollegen leiten sich zur Vermeidung von Fehlern oder Mängeln folgende Pflichten ab, die den Vertrauensgrundsatz einschränken:

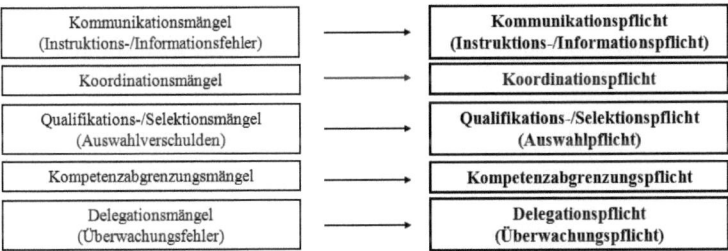

Abb. 3: Charakteristische Organisationspflichten[81]

---

[75]Wilhelm, Arbeitsteilung Medizin, S.85; Carstensen/Schreiber,S.168.
[76]So auch VL Schroth, #65.
[77]OLG Naumburg NJW 2005,232.
[78]VL Schroth, #66; Ulsenheimer, ArztstrR, Rn.167.
[79]Bspw. weisungswidrige Tätigkeit; Übernahmeverschulden, vgl. Schroth, MedstrR, S.133 f.; OLG Zweibrücken, VersR 2000, 729.
[80]OLG Zweibrücken, a.a.O.,729; Ulsenheimer, ArztstrR, Rn.167.
[81]Adaptiert aus der Nichtwahrnehmung mitarbeiterbezogener Pflichten, s. Ulsenheimer, ArztstrR, Rn.167; Schroth, MedstrR, S.137.

(2) Remonstrationspflicht

Grundlegend zu beachten ist, dass die Hierarchie dort endet, wo die Grenze des Vertrauensschutzes überschritten wird und Unzulänglichkeit von Apparaten oder Personalmängel auftreten; Bedenken gegen rechtmäßiges Verhalten oder Fehler sind von allen Beteiligten vorzutragen, um umgehend auf Abhilfe zu drängen.[82]

c) Koordinierungspflicht

Überdies ist der Vertrauensgrundsatz dort einzugrenzen, „wo das besondere Risiko der Heilmaßnahme gerade aus dem Zusammenwirken zweier verschiedener Fachrichtungen und einer Unverträglichkeit der von ihnen verwendeten Methoden oder Instrumente" folgt.[83]

Insoweit bedarf es bei Beteiligung mehrerer Mitarbeiter einer gegenseitigen Information, Abstimmung sowie Koordination der beabsichtigen Maßnahmen, als weiteres Grundprinzip für die medizinische Arbeitsteilung gilt also die Koordinierungspflicht.[84]

---

[82] Laufs/Kern, § 101, Rn.32; Wilhelm, Arbeitsteilung Medizin, S.121; OLG Hamm, VersR 2006, 253; OLG Düsseldorf, VersR 2008, 534.
[83] Ulsenheimer, ArztstrR, Rn.145a.
[84] Ulsenheimer, ArztstrR, Rn.145a.

C. Exemplifizierung des Prinzips der Eigenverantwortung und des Vertrauensgrundsatzes im Bereich medizinischer Arbeitsteilung

Anhand praktischer Fallgestaltungen soll nun aufgezeigt werden, wie sich Eigenverantwortungsprinzip und Vertrauensgrundsatz im Einzelnen auswirken:

I. Horizontale Arbeitsteilung

1. Interdisziplinäre ärztliche Zusammenarbeit

Von besonderer Haftungsrelevanz sind zunächst die sog. „Schnittstellen" in der interdisziplinären Zusammenarbeit im Krankenhaus.[85] Beispiele hierfür stellen die Interaktion zwischen Urologen und Radiologen,[86] Neurologen und Neurochirurgen[87] oder Augenarzt und Kinderarzt dar.[88]
Als grundlegendes Exempel bei der Abgrenzung der Verantwortlichkeit in fachärztlicher Kooperation gilt jedoch insbesondere die Teamarbeit zwischen Anästhesist und Chirurg.[89]

a) Operativer Bereich

Für das Verhältnis zwischen Chirurg und Anästhesist muss auch im Operationssaal prinzipiell der Vertrauensgrundsatz gelten: im Interesse eines geordneten Ablaufs der Operation können sich die „beteiligten Fachärzte grundsätzlich auf die fehlerfreie Mitwirkung des Kollegen aus der anderen Fachrichtung verlassen."[90]
Bei der Abgrenzung der Kernkompetenzen gelten die im betreffenden Krankenhaus vorherrschenden Aufgabenverteilungen bzw. in Ausnahmen die wegen der Besonderheit des Einzelfalls abweichenden Absprachen zwischen den beteiligten Ärzten.[91] Subsidiär hierzu sind die von den Berufsverbänden getroffenen Vereinbarungen maßgeblich.[92]

---

[85] Ulsenheimer, ArztstrR, Rn.157a.
[86] OLG Hamm, Urt. v. 23.8.2000; OLG Naumburg NJW-RR 2009,29.
[87] OLG Oldenburg MedR 1999,36.
[88] OLG Nürnberg MedR 2006,178.
[89] Ulsenheimer, ArztstrR, Rn.147; BGH NJW 1980, 649 f.
[90] BGH NJW 1980, 649 f.; Weißauer, Anästhesist 1962, 248 f.
[91] Ulsenheimer, ArztstrR, Rn.153.
[92] Vgl. BDA Vereinbarung S.9 f.; Leitlinie Gynäkologie, S.2 ff.

aa) Präoperative Phase

Der Rechtsprechung zufolge ist die präoperative Versorgung dem Verantwortungsbereich des Anästhesisten zuzuordnen.[93] Zu seinen Pflichten zählen u.a. die Verifizierung der operativen Belastbarkeit des Patienten durch den beabsichtigten Eingriff, die Nüchternheit des Patienten oder die Vorbereitung und Auswahl des entsprechenden Anästhesieverfahrens.[94]
Der Chirurg entscheidet hingegen, „ob, wo und wann der Eingriff durchgeführt werden soll".[95]

bb) Intraoperative Phase

Intraoperativ sind sowohl Operateure als auch Anästhesisten mit der Behandlung befasst; für diesen Zeitraum gilt der Grundsatz der horizontalen Arbeitsteilung dahingehend, „dass der Chirurg für den operativen Eingriff mit den sich daraus ergebenden Risiken, der Anästhesist für die Narkose einschließlich der Überwachung und Aufrechterhaltung der Vitalfunktionen des Patienten zuständig ist."[96]
Bei Meinungsverschiedenheiten während der Operation folgt aus der fachlichen Zuständigkeit und eigenverantwortlichen Aufgabenabgrenzung, dass der Chirurg die verantwortliche Endentscheidung über die Fortsetzung der Operation trifft.[97]
Insgesamt ist aber die Abstimmung der beteiligten Ärzte im OP essenziell, wie ein Fall aus dem Jahr 1999[98] verdeutlicht:
So entsprachen zwar Anästhesist und Operateur– jeder für sich – den Regeln der ärztlichen Kunst, kommunizierten einander jedoch nicht den Einsatz einer Ketanest-Narkose mit hochdosiertem Sauerstoff und die Verwendung eines Thermokauters zur intraoperativen Blutstillung (fehlende Koordinierung); schwere Verbrennungsverletzungen des Patienten waren die Folge.[99]

---

[93] Schroth, MedstrR, S.136 f.
[94] BGH NJW 1980, 649 f.; OLG Köln, VersR 1990, 1242.
[95] BGH NJW 1980, 649 f.; Martis/Winkart, A 349 f.
[96] BGH VersR 1991, 694 ff.; Schroth, MedstrR, S.136 f.; Peter, Arbeitsteilung im Krankenhaus, S.29 ff.; Ulsenheimer, ArztstrR, Rn.149.
[97] Vgl. BDA Vereinbarung S.9 f.; Ulsenheimer, ArztstrR, Rn.151.
[98] BGH NJW 1999, 1779 f.
[99] Berg/Ulsenheimer, S.95 f.

cc) Postoperative Phase

In der postoperativen Überwachung bedarf es, wie von der Rechtsprechung festgestellt wurde, einer „konkreten Verteilung der Zuständigkeiten".[100] Sofern diese fehlt, obliegt die postnarkotische Phase bis zur Wiederherstellung der Vitalfunktionen dem Verantwortungsbereich des Anästhesisten.[101] Nachuntersuchung und Nachbehandlung unterliegen in Zusammenhang mit dem Betäubungsverfahren allgemein der anästhesiologischen Kompetenz – Komplikationen aus der Operation hingegen der chirurgischen Primärkompetenz, die auch bei Überschneidungen fachlicher Kompetenzen eingreift.[102]

Während der gesamten Behandlung ist zu jeder Zeit eine „lückenlose Überwachungsmöglichkeit" zu gewährleisten – ebenso wie Doppelzuständigkeiten zu vermeiden sind.[103]

b) Stationärer Bereich

Auch im stationären Bereich finden die vorgenannten Grundsätze horizontaler Arbeitsteilung (Eigenverantwortung und Vertrauensgrundsatz) Anwendung – in Fällen „bloßer zeitlicher Nachfolge von Ärzten desselben Fachs"[104] jedoch nicht uneingeschränkt. In dieser Konstellation hat der nachfolgende Arzt Diagnose- und Therapiewahl seines Vorgängers eigenverantwortlich zu überprüfen.[105]

Ist ein Behandlungsfehler auf die Therapie des nachbehandelnden Arztes zurückzuführen, so umfasst die Einstandspflicht des vorbehandelnden Arztes auch die Folgen des Fehlers, wenn die Nachbehandlung durch den Fehler des Erstbehandelnden mitveranlasst worden ist; der Zurechnungszusammenhang entfällt nur, wenn dem Nachbehandelnden ein Fehler schlechterdings nicht unterlaufen durfte oder wenn die Nachbehandlung in keinem Zusammenhang mit der Vorbehandlung stand.[106]

---

[100]Schroth, MedstrR, S.136; vgl. auch BGH NJW 1980, 649 f.
[101]Schroth, MedstrR, S.136; Ulsenheimer, ArztstrR, Rn.149; Peter, Arbeitsteilung im Krankenhaus, S.62 f.
[102]Schroth, MedstrR, S.136; Ulsenheimer, ArztstrR, Rn.149.
[103]Schroth, MedstrR, S.137; Peter, Arbeitsteilung im Krankenhaus, S.82.
[104]Steffen/Pauge, Rn.281.
[105]Steffen/Pauge, Rn.281; Ulsenheimer, ArztstrR, Rn.145a.
[106]Steffen/Pauge, Rn.282.

c) Ambulanter Bereich

Angesichts des finanziellen Drucks und der gesetzlichen Förderung „ambulant vor stationär" (§ 39 I 2 SGB V) erfährt der ambulante Sektor derzeit eine erhebliche Ausweitung.[107] Aus medizinischer und juristischer Sicht ist dabei zu beachten, dass für ambulante Eingriffe dieselben Qualitätsanforderungen und Maßstäbe wie für den stationären Klinikalltag gelten, also das Prinzip der Eigenverantwortlichkeit und der Vertrauensgrundsatz.[108]

Auch hier kann der Arzt nur soweit zur Verantwortung gezogen werden, wie dessen Expertenstellung reicht; so entschied das OLG Naumburg, dass der Operateur bei einer ambulanten Zirkumzision zur Phimose-Beseitigung unter Allgemeinnarkose für Behandlungsfehler des Anästhesisten (hier: Überdosierung eines Hypnotikums) nicht einzustehen hat.[109]

2. Interdisziplinäre ärztliche Zusammenarbeit über die Behandlungseinheit hinausgehend

Als tragendes haftungseinschränkendes Prinzip gilt der Vertrauensgrundsatz auch in den übrigen Bereichen horizontaler Arbeitsteilung:[110]

a) Interaktion mit dem „Hausarzt"

In der Zusammenarbeit zwischen Fach- und Hausarzt darf der Facharzt trotz Kontrollpflichten zunächst auf die Diagnose vertrauen, die der Arzt für Allgemeinmedizin gestellt hat.[111]

Eingeschränkt wird dieser Grundsatz allerdings bei Einweisung ins Krankenhaus durch einen niedergelassenen Arzt, da es dem Zuständigkeitsbereich der Krankenhausärzte obliegt, zu prüfen, ob die vollständige stationäre Aufnahme erforderlich ist (§ 39 I SGB V).[112]

---

[107] Ulsenheimer, ArztstrR, Rn.158a.
[108] OLG Düsseldorf, VersR 2002,1152; Ulsenheimer, ArztstrR, Rn.158a.
[109] OLG Naumburg MedR 2005, 232 f.
[110] Ulsenheimer, ArztstrR, Rn.159.
[111] Schroth, MedstrR, S.136.
[112] Ulsenheimer, ArztstrR, Rn.161.

Ferner wird der weiterbehandelnde Arzt nicht von der Pflicht zu umfassender Aufklärung entbunden, wenn der Hausarzt einen bestimmten Eingriff für indiziert hält und den Patienten daher in eine Klinik einweist; „es entlastet den Krankenhausarzt nicht, dass er den mangels Risikoaufklärung rechtswidrigen Eingriff auf Drängen des vom Hausarzt unzureichend vorinformierten Patienten durchgeführt hat."[113]

Auch bestimmt der Krankenhausarzt über die Entlassung des Patienten aufgrund einer ärztlichen Abschlussuntersuchung, deren Ergebnis er dem Patienten mitzuteilen (therapeutische Aufklärung) und dem einweisenden Arzt mit vorläufigem Entlassungsbrief anzuzeigen hat.[114]

Wurden die Befunde für „seinen" Patienten – beispielsweise von einem Orthopäden oder Dermatologen – erhoben, so kann der Hausarzt den Arztbrief abwarten und auf die Ergebnisse vertrauen, sofern sie zeitnah zur Operation oder ärztlichen Maßnahme erhoben wurden.[115] Auf Basis des Arztbriefes entscheidet er sodann im Rahmen seiner Therapiefreiheit über die weitere Behandlung.[116]

b) Interaktion mit dem Konsiliarius

Oftmals wird in der medizinischen Praxis auch ein Kollege konsultiert, der über spezielle Techniken und Kenntnisse verfügt und „allgemein eine Behandlung vorschlägt, während Einzelheiten wie Dosierung und Dauer der Medikation" vom behandelnden Arzt bestimmt werden.[117]

Grundsätzlich ist auch dieser Konsiliararzt gehalten, den behandelnden Arzt in einem Arztbrief oder einem entsprechenden Informationsaustausch über das Ergebnis des Konsils zu informieren.[118]

Im Hinblick auf den Vertrauensgrundsatz ist dabei zwischen eindeutig und schwer diagnostizierbaren bzw. therapierbaren Krankheiten zu differenzieren:

---

[113]OLG Koblenz NJW 2005, 2933 f.
[114]Ulsenheimer, ArztstrR, Rn.161c.
[115]Umgekehrt dürfen Krankenhausärzte in gl. Weise auf hausärztliche Befunde vertrauen, vgl. Ulsenheimer, ArztstrR, Rn.160; Martis/Winkhart, A 311 f.; Carstensen/Schreiber, S.173.
[116]Ulsenheimer, ArztstrR, Rn.161c.
[117]OLG Köln MedR 1983, 112.
[118]BGH ArztR 1993,158; Ulsenheimer, ArztstrR, Rn.163.

- Gehört das Krankheitsbild zum „Standardwissen" jedes Arztes, haften im Falle eines iatrogenen Gesundheitsschadens sowohl primär Behandelnder als auch Konsiliarius;
- ist die Diagnosefindung hingegen schwierig, hat der Konsiliararzt die Verantwortung zu übernehmen – mit der Folge, dass er strafrechtlich die alleinige Haftung übernimmt.[119]

II. Vertikale Arbeitsteilung

1. Chefarztprinzip: Allzuständigkeit des Chefarztes

Für den Chefarzt einer Abteilung gilt die „Allzuständigkeit" – also die Endverantwortung dahingehend, dass es keinen fachlich-sachlichen Bereich gibt, der sich seiner Kompetenz entzieht („Chefarztprinzip").[120]
Seine Kernaufgabe ist es, die „am Maßstab höchstmöglicher Patientensicherheit orientierte Organisation der ärztlichen Versorgung" sicher zu stellen.[121]

a) Primäre Sorgfaltspflichten des Chefarztes

Um die ordnungsgemäße, dem Facharztstandard entsprechende[122] Patientenversorgung zu gewährleisten, hat der Chefarzt dabei u.a. ärztliche Anordnungen selbst zu treffen, einmal wöchentlich Visite abzuhalten oder auch organisatorische Kontrollmaßnahmen durchzuführen.[123]

aa) Organisation von Rufbereitschaft und Bereitschaftdienst

Ferner hat er Sorge zu tragen, dass klare Einsatzpläne und Vertreterregelungen existieren, die eine erforderliche „kompetenzmäßige Abgrenzung" vornehmen.[124]

---

[119] Ulsenheimer, ArztstrR, Rn.165.
[120] Auch die Pflege untersteht der Anordnungskompetenz des Chefarztes; Ulsenheimer, ArztstrR, Rn.168, 201; VL Schroth, #67.
[121] LG Augsburg 2004, s. Anhang.
[122] BGH JZ 1987, 879.
[123] VL Schroth, #67; Ulsenheimer, ArztstrR, Rn.168.
[124] Ulsenheimer, ArztstrR, Rn.170.

Die sog. Einsatzzeiten (z.B. bis zum Eintreffen im OP) sind in Fachgebieten, wie der Gynäkologie oder Anästhesie, sehr kurz zu halten, und Mindestanforderungen an prozessuale Strukturen zu gewährleisten.[125]

Wie der Fall eines internistischen Assistenzarztes, der im chirurgischen Einsatzgebiet die Notfallsituation aufgrund unzureichender Erfahrung nicht erkannte, verdeutlicht,[126] sind fachübergreifende Bereitschaftsdienste zwar generell nicht unzulässig; der Chefarzt hat allerdings Fortbildungen im Notfallmanagement sowie ausführliche Patientenübergaben an den fachfremden Dienst unbedingt zu organisieren.[127]

Im Bereich der Anästhesiologie und Geburtshilfe ist ein fachübergreifender Bereitschaftsdienst im Interesse des Patientenschutzes sogar überhaupt nicht statthaft; ebenso muss in Universitätskliniken, Akutkrankenhäusern und Spezialkliniken die sofortige fachspezifische Behandlung gesichert sein.[128]

bb) Verantwortung für die personelle Besetzung der Abteilung

„Von den jeweiligen Verhältnissen des betreffenden Krankenhauses, der Größe und Ordnung des Krankenhausbetriebes, der personellen Zusammensetzung des ärztlichen Dienstes" hängt das Ausmaß der Leitungs- und Aufsichtspflicht des Chefarztes ab.[129]

Tritt aufgrund finanzieller Engpässe eine personelle Unterbesetzung auf, so muss der Chefarzt nachdrücklich – aus Beweisgründen am besten schriftlich – auf den Personalmangel und die hiermit verbundene Gefährdung der Patienten hinweisen.[130] Nur durch ein intensives Verlangen nach Abhilfe (die dem Chef jedoch verwehrt wurde) ist der Chefarzt strafrechtlich zu exkulpieren.[131]

Sind die ärztlichen Aufgaben aufgrund der Unterbesetzung nach dem Stand der Wissenschaft allerdings nicht zu erfüllen, muss das Leistungs- oder Operationsan-

---

[125]Grds. gilt die 10-Min.-Regel, vgl. Ulsenheimer, ArztstrR, Rn.170; kritisch Pelz in: Berg/Ulsenheimer, S.85.
[126]LG Augsburg 2004, s. Anhang.
[127]Ulsenheimer, ArztstrR, Rn.170a.
[128]Berg/Ulsenheimer, S.259 ff.; Ulsenheimer, ArztstrR, Rn.170a.
[129]BGH NJW 1962, 675.
[130]Umbreit, Verantwortlichkeit, S.82.
[131]Berg/Ulsenheimer, S.265; es stellt sich dann die Frage, ob Verwaltungspersonen, wie Geschäftsführer, strukturell eine Verantwortung als (plastisch trotz der dogmatisch an sich nicht richtigen „Schublade" zu bezeichnender) „Täter hinter dem Täter" bzw. als „(farbloser, aber dafür dogmatisch korrekter) Nebentäter" tragen. S. Kudlich Schulte-Sasse, S.241.

gebot „heruntergefahren" werden; möglicherweise ist sogar die Abteilung zu schließen, um den Schutz und die Sicherheit des Patienten zu gewährleisten.[132] Zu beachten ist zudem, dass neben Chefarzt und Krankenhausträger auch dem behandelnden Arzt, der die Behandlung trotz Strukturmängel übernommen hat, ein Übernahmeverschulden bei folgenschweren Zwischenfällen vorgeworfen werden kann.[133]

cc) Dienstanweisung und Kontrolle ärztlicher Aufklärung sowie Dokumentation

Dem Chef einer Abteilung obliegt als weitere Pflicht, Eintragungen in die Patientenakte auf ihre Vollständigkeit, Zeitigkeit und sachliche Richtigkeit zu überwachen.[134]

Überträgt der Chefarzt die Risikoaufklärung eines Patienten einem nachgeordneten Arzt, hat er geeignete organisatorische Maßnahmen und Kontrollen zu ergreifen, um eine ordnungsgemäße Aufklärung sicherzustellen; dem BGH zufolge findet der Vertrauensgrundsatz hier seine Grenzen.[135]

dd) Sicherstellung der apparativen Ausstattung

Auch die Veranlassung der Wartung und Überprüfung der Funktionsfähigkeit medizinischer Geräte und Apparaturen ist dem Aufgabenbereich des Chefarztes zuzuordnen – ebenso wie die Pflicht, Schulungen und Unterweisungen der Mitarbeiter bei der Bedienung der Geräte durchzuführen.[136]

b) Sekundäre Sorgfaltspflichten des Chefarztes

Zu den sekundären Sorgfaltspflichten des Chefs zählen die gewissenhafte Auswahl der Mitarbeiter, ihre Anleitung, Information, Fort- sowie Weiterbildung über aktuelle medizinische Forschungserkenntnisse und neue von der Rechtsprechung

---

[132] BGHZ 96, 63 ff.; Ulsenheimer, ArztstrR, Rn.172; Weißauer, Chirurg 1980, 169.
[133] Berg/Ulsenheimer, S.265; Weißauer, Chirurg 1980, 169.
[134] Ulsenheimer, ArztstrR, Rn.169.
[135] BGH, GesR 2007, 108 ff.; BGH NJW 1992, 743 f.
[136] OLG München, GesR 2007,115; BGH NJW 1982, 699; OLG Köln, VersR 2000,975; dazu Ulsenheimer, Medtechnik 1992, S. 143 f.

entwickelte Grundsätze (z.B. in Morgenmeetings)[137], die laufende Überwachung[138] und die Überprüfung ihrer fachlichen, persönlichen Qualifikation.[139] Ist ein Mitarbeiter fachlich fähig und persönlich zuverlässig, kann sich der Chefarzt bei fehlerhaftem Verhalten des Mitarbeiters exkulpieren; verstößt der Chef jedoch gegen seine (sekundären) Sorgfaltspflichten, haftet neben dem auszubildenden Arzt auch er wegen eines Organisationsverschuldens persönlich.[140]

2. Der Vertrauensgrundsatz im System der ärztlichen Über- und Unterordnung

Gleichermaßen gilt für den Fall der ärztlichen Über- und Unterordnung, dass ein sorgfältig ausgesuchter Mitarbeiter, der sich jahrelang bewährt hat, in der Regel nicht besonders überwacht werden muss, solange er auf seinem Fachgebiet tätig wird.[141]

a) Leitender Arzt – Facharzt

Dem Facharzt, dessen Qualifikation und Zuverlässigkeit der Oberarzt kennt, „darf er *alle* zum Fachgebiet gehörenden Aufgaben zur selbstständigen Erledigung anvertrauen, ohne diese im Einzelnen kontrollieren zu müssen".[142]

b) Leitender Arzt – nachgeordnete Ärzte

Allerdings wurde im Falle eines übermüdeten Krankenhausarztes ein Auswahl- und Überwachungsverschulden zulasten des leitenden Arztes bejaht, da er den bereits tagsüber voll tätigen Arzt in der darauffolgenden Nacht zum Bereitschaftsdienst eingeteilt hatte: „Der Schutz des Patienten erfordert es, dafür Sorge zu tragen, dass keine durch vorangegangen Nachtdienst übermüdeten Ärzte zum Operationsdienst eingeteilt werden."[143] Die pflichtgemäße Selbstüberprüfung des betroffenen Arztes zur Übernahmeverantwortung exkulpiert dabei nicht.[144]

---

[137]Erweitert v. Umbreit, Verantwortlichkeit, S.83.
[138]BGH NJW 1980, 1901.
[139]BGHZ 88, 248; Umbreit, Verantwortlichkeit, S.82 ff.
[140]Ulsenheimer, ArztstrR, Rn.174.
[141]OLG Köln, VersR 1989, 708; Zwiehoff MedR 2004, 370.
[142]Bei zuverlässigem und qualifiziertem Personal bedarf es nur einer stichprobenartigen Überwachung; Schroth, MedstrR, S.138; Ulsenheimer, ArztstrR, Rn.180.
[143]OLG München – 1 Ws 376/377 – Beschl. v. 20.12.1978; So Ulsenheimer, ArztstrR, Rn.177b.
[144]BGH NJW 1986,776.

In einem weiteren Falle hatte ein junger Arzt aufgrund seiner Überforderung den erfahrenen Kollegen gerufen, da er von dessen Wissensvorsprung ausging.[145] Grundsätzlich wird in einem solchen Fall die Verantwortung zwar auf den Oberarzt übertragen.[146] Strittig[147] ist allerdings, ob dies auch für einen nicht zuständigen Oberarzt gilt.[148]
Dennoch kann auch in Anwesenheit des Oberarztes ein Behandlungsfehler bejaht werden kann, wenn selbst der assistierende Facharzt nicht den „anfängerbedingten" Fehler des Operateurs verhindern kann, wie beispielsweise bei einem jungen Arzt, der unter Assistenz und Kontrolle des Oberarztes eine laparoskopische Cholezystektomie durchgeführt und dabei nicht die anatomischen Verhältnisse im Operationsgebiet eindeutig identifiziert hatte.[149]

c) Einsatz eines noch unerfahrenen (Assistenz-)Arztes

Im Interesse der Ausbildung müssen aber auch Anfänger medizinische Maßnahmen vornehmen können; freilich darf dies nicht das Risiko des Patienten erhöhen.[150]
Maßstab für die an einen in der Ausbildung befindlichen Assistenzarzt zu stellenden Sorgfaltsanforderungen sind Ausbildungsstand, Art und Schwierigkeit der Operation, Erfahrung gerade mit der anstehenden Operation oder ähnlichen Eingriffen, die von ihm bisher bewiesene manuelle Geschicklichkeit, Besonnenheit sowie die gewissenhafte theoretische Vorbereitung.[151]
Zwar hat der Patient einen Anspruch auf eine dem Facharztstandard entsprechende Behandlung (formeller Facharztstandard);[152] im konkreten Fall genügt allerdings die Facharztqualität dahingehend, dass der Arzt „die Behandlung theoretisch und praktisch so beherrscht, wie das von einem Facharzt dieses Fachs erwartet werden muss" (materieller Facharztstandard).[153]

---

[145]Schroth, MedstrR, S.138.
[146]Schroth, MedstrR, S.138.
[147]Ulsenheimer hält die Differenzierung zwischen „formeller" Zuständigkeit und „materieller" Verantwortlichkeit „kraft Übernahme" für nicht tragfähig; Ulsenheimer, ArztstrR, Rn.177.
[148]LG Marburg, 8 Ns 6 Js 9756/92, Urt. v. 5.11.1996; das Urteil wurde i.R.d. Revision aufgehoben und geg. den Oberarzt gem. § 153a StPO eingestellt - der Assistent wurde rechtskräftig verurteilt.
[149]OLG Hamm MedR 2006, 358 ff.
[150]Spickhoff, Medizinrecht, Rn.209.
[151]BGH NJW 1980, 655 ff.
[152]Berg/Ulsenheimer, S.73.
[153]Steffen MedR 1995,360; Ulsenheimer/Biermann, S.314.

Eine Pflicht, den Patienten über die Behandlungsqualität aufgrund der Beteiligung eines Auszubildenden aufzuklären, besteht nicht.[154]

aa) Geburtshilfe

Strittig ist der Einsatz von Berufsanfängern insbesondere im gynäkologischen Nacht-, Bereitschafts- oder Kreißsaaldienst:

So wird einerseits der Einsatz nach entsprechender Einarbeitungszeit und hinreichendem Erfahrungsstand befürwortet, wenn eine ausreichende Kontrolldichte garantiert und kein erhöhtes Risiko für den Patienten zu befürchten ist.[155] Andererseits bestehen hiergegen aber erhebliche Bedenken, da gerade das Wesen des gynäkologischen Bereitschaftsdienstes Gefahren bedingt, die ein schnelles und zutreffendes Erkennen der Gefahren und das rechtzeitige Hinzuziehen des Hintergrunddienstes erfordern.[156]

Insgesamt könnten Gefahrensituationen wie diese jedoch gänzlich vermieden werden, wenn sog. „Oberarztindikationen"[157] geschaffen würden, die vorgeben, bei welchen Sachverhalten der leitende Arzt umgehend zu verständigen ist.

bb) Anästhesie

Neben der Gynäkologie bietet auch insbesondere die Anästhesie Risiken für den Einsatz eines Berufsanfängers.[158]
So hatte ein unerfahrener Arzt keine Rücksprache mit der vorgesetzten Anästhesistin gehalten, eine zu hohe Dosis an Schmerzmittel gewählt und für keine ordnungsgemäße Überwachung seiner Patientin gesorgt; im Ergebnis wurde er verurteilt und die übergeordnete Anästhesistin freigesprochen.[159]

---

[154]Steffen/Pauge, Rn.292; Spickhoff, Medizinrecht, Rn.209.
[155]Ulsenheimer, ArztstrR, Rn.179b; zum AiP: Laufs/Kern, § 7 Rn.27.
[156]BGH NJW 1993, 2989 ff.; Ulsenheimer, ArztstrR, Rn.179b.
[157]So auch Ulsenheimer, ArztstrR, Rn.179b.
[158]Ulsenheimer, ArztstrR, Rn.179d.
[159]Schöffengericht Berlin 1994, s. Anhang.

3. Der Vertrauensgrundsatz bei der Zusammenarbeit von ärztlichem und nichtärztlichem Personal

Der Einsatz nichtärztlicher Hilfspersonen ist aus der modernen Medizin kaum mehr wegzudenken; auch hier gelten zunächst die allgemeinen Grundsätze.[160]

a) Zulässigkeit der Delegation ärztlicher Aufgaben auf Schwestern, Pfleger und pflegerische Assistenzberufe

Bedient sich der Arzt jedoch im Rahmen des Krankenbehandlung anderer Personen, hat er gegen die „bei der Arbeitsteilung auftretenden besonderen Gefahrenquellen"[161] – Qualifikationsmängel, Missverständnisse, Informationslücken oder Eigenmächtigkeiten – Vorsorge zu treffen.[162]

Zwar kann er sich „zunächst auf Zeugnisse und Prüfungen verlassen", muss sich „dann aber selbst ein eigenes Bild von der Sachkunde und Zuverlässigkeit des Mitarbeiters machen".[163]

Grundsätzlich dürfen auch hier die Anforderungen an die sekundären Sorgfaltspflichten nicht zu hoch gesetzt werden.[164] Stichprobenartige Überprüfungen des Personals sind insgesamt ausreichend,[165] wobei eine Erweiterung der sekundären Sorgfaltspflichten nur geboten ist, wenn Hinweise für eine Gefährdung des Patienten, z.B. bei der Beobachtung eines Infusionssystems[166] oder eines Dekubitus[167], bestehen.

Soweit Injektionen, Infusionen oder Blutentnahmen „nicht spezifisch ärztliche Kenntnisse und Erfahrungen" erfordern, können diese in der Regel auf Krankenschwestern und -pfleger delegiert werden.[168]

---

[160]Ulsenheimer, Delegation, S.453.
[161]Stratenwerth, Arbeitsteilung, S.393.
[162]Schroth, MedstrR, S.139; Ulsenheimer, ArztstrR, Rn.181.
[163]Carstensen/Schreiber, S.173.
[164]Ulsenheimer, ArztstrR, Rn.183.
[165]Kamps, Arbeitsteilung, S.184 f.
[166]BGH VersR 1984, 356.
[167]BGH VersR 1986, 788.
[168]Ulsenheimer, ArztstrR, Rn.190.

aa) Das Problem der sog. Parallelnarkose

Aufgrund knapper finanzieller Ressourcen, defizitärer Bilanzen, Personalnot und Streben nach Gewinnoptimierung tendieren Krankenhausträger zunehmend dazu, nichtärztliches Personal oder Medizinstudenten mit der Narkose zu beauftragen und gleichzeitig mehrere Operationen unter Überwachung eines Anästhesisten durchführen zu lassen.[169] Dem erhöhten Narkoserisiko zufolge halten jedoch sowohl Rechtsprechung[170] als auch Literatur[171] die sog. Parallelnarkose nur für eine Notlösung; sie darf deshalb nicht routinemäßig angeordnet werden.[172]

bb) Voraussetzungen der Parallelnarkose

Unter folgenden, kumulativ (!) erforderlichen Voraussetzungen ist die Durchführung der Parallelnarkose daher eng zu begrenzen:

- Beschränkung der Anzahl auf zwei gleichzeitig nebeneinander durchzuführende Betäubungsverfahren,
- Blick- oder Rufkontakt bei unmittelbarer Verbindung/Nachbarschaft der Operationstische, sowie
- der Einsatz ausgebildeter, in der Narkoseführung erfahrener Hilfskräfte, die nicht zugleich mit anderen Aufgaben betraut werden und über keine Entscheidungskompetenz verfügen.[173]

Dessen ungeachtet kann die Vorwerfbarkeit in Notfallsituationen entfallen, wenn und soweit der Eingriff dringend erforderlich ist und entsprechende Ressourcen nicht ausreichend vorhanden sind.[174] Greift umgekehrt allerdings das Delegationsverbot, ist ein Behandlungsfehler stets zu bejahen.[175]

---

[169] Ulsenheimer, ArztstrR, Rn.199 f.
[170] BGH NJW 1974, 1424; 1983, 1374 ff.; 1985, 2189; 1993, 2989; OLG Zweibrücken, VersR 1988, 165 f.
[171] BDA Parallelverfahren, S.65 ff.; Ulsenheimer/Biermann, S. 313 ff.; Ulsenheimer, ArztstrR, Rn.199 f.
[172] BDA Parallelverfahren, S.65 ff.
[173] BGH NJW 1983, 1374 ff.; 1985, 2189; Schüttler/Biermann, S. 158 ff.; Schroth, MedstrR, S.138.
[174] Schroth, MedstrR, S.138.
[175] Ulsenheimer, ArztstrR, Rn.200.

b) Teamarbeit zwischen Arzt und Hebamme am Beispiel des Kreißsaales

Schließlich kann auch aus der Übertragung von überfordernden Aufgaben an das nichtärztliche Personal eine strafrechtliche Haftung resultieren.[176]

Zwar besteht die Möglichkeit, die Leitung der Geburt einer Hebamme zu übertragen; der Arzt darf dabei auch auf ihr ordnungsgemäßes Verhalten vertrauen.[177]

Im Gegenzug hierzu muss er aber Sorge tragen, dass im Falle eintretender Komplikationen sofort ein ärztlicher Bereitschaftsdienst erreichbar ist.[178]

Überdies darf die Hebamme auch bestimmte diagnostische und therapeutische Maßnahmen eigenverantwortlich vornehmen; neben dem Geburtshelfer obliegt ihr z.B. eine eigene Rechtspflicht, die Atemtätigkeit und Herzfrequenz eines neugeborenen Kindes in den ersten 20 Minuten nach der Geburt zu überwachen.[179]

Erteilt der Arzt der Hebamme allerdings spezifische Weisungen, trägt er hierfür die alleinige Verantwortung.[180] Umgekehrt gilt für die erfahrene Hebamme die Remonstrationspflicht, wenn sie einen Fehler des Arztes erkennt.[181]

---

[176]Schroth, MedstrR, S.139.
[177]Schroth, MedstrR, S.139.
[178]OVG Münster, Urt. v. 6.3.1981, 13 A 1033/80; Schroth, MedstrR, S.139.
[179]Ulsenheimer, ArztstrR, Rn.185.
[180]BGH VersR 1996, 580.
[181]Vgl. OLG Koblenz, MedR 2008,513;Schroth, MedstrR, S.140.

D. Fazit und Ausblick

Zusammenfassend kann also festgestellt werden, dass medizinische Tätigkeiten heutzutage vielfach aus Teamarbeit und ärztlich geleitetem Gesundheitsdienst bestehen.[182]

Neben der Eigenverantwortlichkeit des Einzelnen ist der Vertrauensgrundsatz für jeden Spezialisten das tragende Leitprinzip zur Abgrenzung von Verantwortlichkeit und sachgerechter Begrenzung der jeweiligen Sorgfaltspflichten.

Doch „je gefährlicher oder bedeutender eine Maßnahme im Behandlungsgeschehen ist, umso ‚arztnäher' muss sie vorgenommen werden".[183]

So ergeben sich Grenzen für das Vertrauensprinzip, die die Pflichten und Anforderungen an das beteiligte Medizinalpersonal erweitern – wie z.b. in Form der Koordinierungspflicht im Bereich horizontaler Arbeitsteilung.

Auch in der vertikalen Teamarbeit gilt, dass es sich bei der hierarchischen Abgrenzung von Verantwortlichkeit um ein Querschnittsthema handelt, das jeden Mitarbeiter angeht. Sowohl aus medizinischer als auch rechtlicher Sicht sind hierbei die gegenseitigen Anforderungen stets von Ausbildung, beruflicher Erfahrung und bisheriger Zuverlässigkeit des Einzelnen[184] abhängig.

I. Der „Mafa" als neues Konzept medizinischer Arbeitsteilung

Entscheidend ist aber, dass trotz einer fortschreitenden Gewinnoptimierung im Gesundheitssektor medizinische und juristische Grundprinzipien nicht außer Acht gelassen werden.

So galt das Konzept des „Medizinischen Assistenten für Anästhesiologie", kurz „Mafa", das für im Rahmen einer einjährigen Fortbildungsmaßnahme geschulte Pflegekräfte eigenständige anästhesiologische Aufgaben bei der Operation vorsah, in jüngster Zeit als Vorzeigemodell medizinischer Arbeitsteilung.[185]

---

[182] Luxemburger, FS MedR. S.249.
[183] Ulsenheimer, ArztstrR, Rn.196.
[184] VL Schroth, #68.
[185] Vgl. Spickhoff/Seibl, MedR 2008, 463 ff.

Vorbildfunktion hierzu boten einige Staaten Europas, die Schweiz und USA, in denen nicht-ärztliches Personal erfolgreich in der Anästhesiologie eingesetzt wird; doch bleibt zu bedenken, dass dort mit Staatsexamens- und Doktoratsstudiengängen andere Ausbildungsstandards herrschen.[186]

Allein die bloße Existenz nicht vergleichbarer Modelle im Ausland kann die erheblichen Gefahren für den Patienten im Einzelfall noch nicht rechtfertigen; die Narkose erfordert stets spezifische Kenntnisse und Fertigkeiten, die dem Kernbereich ärztlicher Tätigkeit zuzuordnen sind.[187]
Vielmehr zerrüttet das „Mafa-Modell" insbesondere das Vertrauensprinzip, das die horizontale Arbeitsteilung im OP prägt, und führt im Hinblick auf die Gefährdung des Patienten und die erforderliche Gleichordnung zwischen Operateur und Anästhesist zu erheblichen Bedenken.[188]

II. Patientensicherheit als oberste Maxime zwischen Eigenverantwortung und Vertrauensgrundsatz

Folglich bleibt also abzuwarten, wie sich neuartige Modellvorhaben im Rahmen des 2008 definierten § 63 III c SGB V weiterentwickeln werden.
Letztlich ist aber unbedingt sicherzustellen, dass dem Schutz und der Sicherheit des Patienten in jedem Bereich medizinischer Arbeitsteilung oberste Priorität eingeräumt wird.

---

[186]Spickhoff/Seibl, MedR 2008, 470 f.
[187]Ulsenheimer, ArztstrR, Rn.197; Spickhoff/Seibl, MedR 2008, 468 ff.
[188]Ausführlich s. Spickhoff/Seibl, MedR 2008, 473.

E. Übersicht wichtiger Entscheidungen zum Prinzip der Eigenverantwortung und Vertrauensgrundsatz im Bereich medizinischer Arbeitsteilung[*]

I. Horizontale Arbeitsteilung

1. Interdisziplinäre ärztliche Zusammenarbeit

a) Operativer Bereich

BGH, Urt. v. 22.04.1980 – VI ZR 37/79, NJW 1980, 1905 = VersR 1981, 456:
Aufklärungspflicht des nicht operierenden Arztes: Auch ein Arzt, der nur die Aufklärung des Patienten über die ihm angeratene Operation übernommen hat, kann diesem zum Ersatz des durch die Operation entstandenen Körperschadens verpflichtet sein, wenn die Aufklärung unvollständig, daher die Einwilligung des Patienten unwirksam war.

BGH, Urt. v. 26.02.1991 – VI ZR 344/89, NJW 1991, 1539 = VersR 1991, 694:
Zur Verantwortung des Anästhesisten in der prä-, intra- und postoperativen Phase bei horizontaler Arbeitsteilung für den Ausgleich des Corticoidmangels beim M. Addison Patienten.

aa) Präoperative Phase

BGH, Urt. v. 02.10.1979 – 1 StR 440/79, NJW 1980, 649 f.:
Zur Abgrenzung der Verantwortlichkeit zwischen Chirurg und Anästhesist: Grundsätzlich obliegt der Anästhesistin die präoperative Versorgung der Patientin - der Anästhesist kann darauf vertrauen, dass der Operateur die eigene Tätigkeit sachgemäß mit der des Narkosearztes koordiniert, insbesondere die richtige Diagnose stellt, auf der das Narkoseverfahren aufbaut, und den Narkosearzt rechtzeitig und vollständig über die Anforderungen unterrichtet, welche die beabsichtigte Narkose stellen wird.
Etwas anderes könnte nur dann gelten, wenn besondere Umstände den Schluss hätten nahelegen müssen, dass die chirurgische Diagnose nicht richtig sei.

---

[*] Anmerkung: Diese Auflistung erhebt keinen Anspruch auf Vollständigkeit!

BGH, Urt. v. 24.01.1984 – VI ZR 203/82, NJW 1984, 1403 = VersR 1984, 386:
Die Verantwortlichkeit für die Lagerungskontrolle im Operationsbereich obliegt dem Anästhesisten.

BGH, Urt. v. 19.05.1987 – VI ZR 167/86, NJW 1987, 2293 = VersR 1987, 1092:
Keine Verantwortlichkeit des Anästhesisten, sondern des Gynäkologen für die Klärung des Verdachts einer Sepsis nach Sectio vor operativer Revision.

OLG Köln, Urt. v. 20.09.1989 – 27 U 158/88, VersR 1990, 1242:
Die Beurteilung der Narkosefähigkeit des Patienten obliegt dem Anästhesisten. Für die Operationsfähigkeit des Patienten und die allgemeine Wundinfektionsprophylaxe ist der Operateur (HNO-Arzt bei Tonsillektomie) zuständig.

OLG Düsseldorf, Urt. v. 01.04.1993 – 8 U 260/91, VersR 1993, 885:
Die Beurteilung der Narkosefähigkeit eines Patienten obliegt dem Anästhesisten.

OLG Dresden, Urt. v. 17.05.2001 – 4 U 311/01, AHRS III, 5300/305:
Die Vorbereitung und Durchführung der Narkose einschließlich der Aufklärung über Narkoserisiken fällt in den Aufgabenbereich des Anästhesisten.

bb) Intraoperative Phase

BGH, Urt. v. 10.03.1987 – IV ZR 88/86, NJW 1987, 2291:
Bei der Prüfung, ob ein schwerer Behandlungsfehler vorliegt, hat eine etwaige Verletzung der ärztlichen Aufklärungspflicht außer Betracht zu bleiben.
Eine intraoperative Verlaufs- und Risikoaufklärung des Patienten setzt voraus, dass der Patient physisch und psychisch in der Lage ist, einem solchen Gespräch zu folgen und eine eigenständige Entscheidung zu treffen.

OLG Köln, Urt. v. 02.04.1990 – 27 U 140/88, VersR 1991, 695.
Die Krankenhausträger und die behandelnden Ärzte tragen die Beweislast dafür, dass der Patient zur Vermeidung von Lagerungsschäden während der Operation sorgfältig und richtig auf dem Operationstisch gelagert wurde, und dass die Operateure dies zuvor kontrolliert hatten.

BGH, Urt. v. 03.02.1998 – VI ZR 356/96, NJW 1998, 2736 = VersR 1998, 634:
Offen gelassen wurde die Alleinverantwortung des bei der Geburt anwesenden Pädiaters für Fehler bei der Intubation des stark asphyktischen Kindes.

BGH, Urt. v. 26.01.1999 – VI ZR 376/97, BGHZ 140, 309 = NJW 1999, 1779 = VersR 1999, 579 = BGHZ 140, 309:
Ausschluss von Risiken aus einer unverträglichen Kombination der von den beteiligen Ophthalmologen und Anästhesisten eingesetzten Instrumente und Methoden bei einer Schieloperation: im Rahmen einer Ketanest-Narkose wurde reiner Sauerstoff in hoher Konzentration über einen am Kinn befindlichen Schlauch zugeführt, während der operierende Augenarzt zum Stillen von Blutungen im Gesichtsbereich einen Thermokauter einsetzte – durch die Flammenentwicklung wurde der Patient schwer verletzt.

OLG Düsseldorf, Urt. v. 19.10.2000 – 8 U 183/99, VersR 2002, 1151, 1152:
Die Erkennung und Behandlung spezifischer Anästhesiekomplikationen obliegt dem Anästhesisten.

OLG Hamm Urt. v. 30. 5. 2005, 3 U 297/ 04, GesR 2005, 462 ff.:
Erweckt ein Arzt fälschlicherweise den Eindruck, in seiner Praxis auch Notsectios durchführen zu können, ist ein Organisationsfehler zu bejahen, sofern kein Anästhesist verfügbar ist.

OLG Köln, Beschl. v. 03.09.2008 – 5 U 51/08, NJW-RR 2009, 960 = MedR 2009, 343 = VersR 2009, 1670.
Der mit einer bestimmten Operation (hier: Testovarektomie) beauftragte Chirurg darf darauf vertrauen, dass der zuweisende Arzt (hier: Direktor einer Medizinischen Universitätsklinik) die Operationsindikation zutreffend gestellt und der Patient nach gehöriger Aufklärung über die Sinnhaftigkeit des Eingriffs und die in Frage kommenden Behandlungsalternativen eingewilligt hat.
Zeigt sich allerdings intraoperativ ein Befund (hier: normale weibliche Anatomie mit präpuberalem Uterus und normalen Ovarien, kein Testovat), der durchgreifende Zweifel an der Richtigkeit der Indikation und/oder der Aufklärung weckt, muss er den Eingriff zur Behebung der Zweifel jedenfalls dann abbrechen, wenn durch dessen Fortführung nicht rückgängig zu machende schwerwiegende körperliche Veränderungen verwirkt werden.

BCH, Urt. v. 07.07.2011 – 5 StR 561/10, BGHSt 56, 277–289 = NJW 2011: 2895 = MedR 2012,111 = NStZ 2012, 86:
Die Vornahme der komplexen mehrstündigen Operation ohne Hinzuziehung eines Anästhesisten entsprach nicht dem ärztlichen Standard. Die Betäubung durch eine Periduralanästhesie in Verbindung mit der Verabreichung einer Tumeszenzlösung sowie zentral wirkender Opiate stelle sowohl in ihren Einzelkomponenten, aber besonders in ihrer Kombination ein mit bekannten Risiken behaftetes Verfahren dar, das zu einer

erheblichen Beeinträchtigung der Vitalfunktionen des Patienten führe. Eine gebotene Überwachung durch einen Anästhesisten hätte die Chancen einer früheren Diagnose des lebensbedrohlichen Zustands und einer folgenden adäquaten Therapie deutlich verbessert, wodurch sich die Überlebenschancen erhöht hätten.

cc) Postoperative Phase

BGH, Urt. v. 10.01.1984 – VI ZR 158/82, BGHZ 89, 263 = NJW 1984, 1400 = VersR 1984, 356:
Interaktion Anästhesist – Chirurg in der postoperativen Phase: für die vorbeugende Kontrolle eingesetzter Infusionsschläuche und Verweilkanülen in der operativen und in der postnarkotischen Phase bis zur Wiedererlangung der Schutzreflexe des Patienten und bis zu dessen Verlegung in die Krankenstation ist der Anästhesist verantwortlich.
Der Chirurg hat die Lagerung zu überprüfen.

OLG Düsseldorf, Urt. v. 19.08.1985 – 8 U 163/83, NA-Beschl. v. 08.07.1986 – VI ZR 251/85, VersR 1987, 487:
Verantwortlichkeit für Nachsorge bei einer Handoperation in axillärer Plexusblockade obliegt dem Stationsarzt, nicht dem Anästhesist.

BGH, Urt. v. 03.10.1989 – VI ZR 319/88, NJW 1990, 759, VersR 1989, 1296:
Postoperative Zuständigkeit des Anästhesisten bei der Beobachtung von Nachwirkungen einer Sauerstoffunterversorgung infolge eines Narkosezwischenfalls.

OLG Düsseldorf, Urt. v. 19.10.2000 – 8 U 183/99, VersR 2002, 1151:
Haftung des chirurgisch tätigen Gynäkologen und Anästhesisten bei unterlassener bzw. fehlerhafter postoperativer Überwachung: die postoperative Überwachung nach einer ambulanten Laparoskopie obliegt sowohl dem chirurgisch tätigen Gynäkologen als auch dem für die Narkose zuständigen Anästhesisten; beide haben grundsätzlich die Erkennung und Behandlung der für ihr Fachgebiet spezifischen Komplikationen zu gewährleisten. Ist die Durchführung der gebotenen Kontrollen nicht gesichert, weil die verantwortlichen Ärzte an weiteren Operationen beteiligt sind und sich nur in unregelmäßigen, von den zufälligen Pausen bestimmten Zeitabständen um die frisch operierten Patientinnen kümmern können, liegt ein haftungsbegründender Organisationsmangel vor.

OLG Köln, Urt. v. 13.02.2002 – 5 U 95/01, NJW-RR 2003, 458 = VersR 2004, 1459:
Fehlerhafte Operations- bzw. Reanimationstechnik bei verspäteter Defibrillation nach Verlegung von Operationssaal auf Intensivstation. Die Defibrillation hätte bereits im Koloskopieraum durch den behandelnden Arzt durchgeführt werden müssen.

OLG Düsseldorf, Urt. v. 12.06.2008 – I-8 U 129/07, MedR 2009, 285, 289:
Die Durchführung der Narkose, die weitere kontinuierliche Beatmung und Überwachung des Patienten nach der Operation und eine gefahrenvorbeugende Kontrolle in der operativen und postnarkotischen Phase bis zur Wiedererlangung der Schutzreflexe fällt in den anästhesiologischen Aufgabenbereich, wobei der Operateur verpflichtet ist, sich aufdrängenden Fehlern des Anästhesisten entgegenzustellen.

OLG Koblenz, Urt. v. 10.04.2008 – 5 U 1440/06, VersR 2009, 980:
Begibt ein Arzt sich unmittelbar nach Durchführung einer Operation in Urlaub, darf er grundsätzlich darauf vertrauen, dass sein sorgfältig ausgewählter und berufserfahrener Kollege derselben Fachrichtung den Patienten postoperativ sachgemäß betreut. Ohne konkreten Verdacht besteht auch keine Verpflichtung, die vom Urlaubsvertreter veranlassten Befunderhebungen und Diagnosen auf Plausibilität und Vollständigkeit zu überprüfen.

b) Stationärer Bereich

OLG Düsseldorf, Urt. v. 30.06.1983 – 8 U 178/80, NA-Beschl. v. 03.04.1984 – VI ZR 173/83, VersR 1984, 643:
Zum Vertrauen eines Radiologen auf die Indikationsstellung für eine Angiographie durch einen Neurologen. Ein Behandlungsfehler wurde u.a. darin gesehen, dass beide eine Kontrastmittelverträglichkeitsprüfung nicht durchgeführt und eine Anamnese nicht vorgenommen hatten.

BGH, Urt. v. 28.01.1986 – VI ZR 83/85, NJW 1986, 2367 =VersR 1986, 602:
Mit der Weiterbehandlung des Patienten durch einen anderen Arzt (hier: Notarzt) entfällt die Ursächlichkeit eines Arztfehlers des Erstbehandelnden für den Gesundheitsschaden grundsätzlich nur, wenn festgestellt wird, dass sich der Fehler auf den weiteren Krankheitsverlauf nicht mehr ausgewirkt hat (hier: sofortige Einweisung in ein Krankenhaus bei Verdacht auf inkompletten Gefäßverschluss).

OLG Düsseldorf, Urt. v. 31.07.1987 – 8 U 142/85, VersR 1989, 191:
Keine Haftung des Operateurs, sondern des Röntgenologen für Fehlbeurteilung nach Kontrastmitteldarstellung des Darms, die zur Indikationsstellung für eine Sigmoideotomie führte.

BGH, Urt. v. 20.09.1988 – VI ZR 37/88, VersR 1988, 1273:
Die Einstandspflicht des Arztes für einen Behandlungsfehler umfasst regelmäßig auch die Schadensfolgen, die dadurch entstehen, dass durch seine Behandlung die Zuziehung eines anderen Arztes veranlasst wird und dieser sich bei der Nachbehandlung des Patienten seinerseits fehlerhaft verhält.

BGH, Urt. v. 20.06.1989 – VI ZR 320/88, NJW 1989, 2943, VersR 1989, 1051:
Keine Haftung des Laboratoriumsmediziners für die Verwechslung der Blutprobe auf Seiten des Gynäkologen.

OLG Köln, Urt. v. 20.09.1989 – 27 U 158/88, NA-Beschl. v. 19.06.1990 – VI ZR 287/89, VersR 1990, 1242:
Keine Entlastung des Operateurs vom Versäumnis der antibiotischen Therapie nach Tonsillektomie durch Konsultation eines Internisten.

OLG Stuttgart, Urt. v. 02.08.1990 – 14 U 45/88, VersR 1991, 1060:
Zum Vertrauen des Radiologen auf die Indikationsprüfung der Diagnosemaßnahmen durch den überweisenden Facharzt.

OLG Hamm, Urt. v. 05.11.1990 – 3 U 179/87, NA-Beschl. v. 24.09.1991 – VI ZR 384/90, VersR 1992, 610:
Auch Zurechnung eines groben Fehlers des Nachbehandelnden für den Erstbehandelnden: Ein Arzt hat dem Geschädigten für die Folgen einer späteren fehlerhaften ärztlichen Behandlung einzustehen, wenn sich das von ihm gesetzte Schadensrisiko durch die Behandlungsversäumnisse der nachbehandelnden Ärzte nur vergrößert hat, zusätzliche Risiken eigener Art von ihnen aber nicht geschaffen worden sind.

OLG München, Urt. v. 11.06.1992 – 1 U 2395/90, NA-Beschl. v. 15.06.1993 – VI ZR 217/92:
Eilbedürftige Intubation auch durch den für Intensivmedizin besonders ausgebildeten Chirurgen möglich.

BGH, Urt. v. 14.07.1992 – VI ZR 214/91, NJW 1992, 2962 = VersR 1992, 1263:
Zur Abgrenzung der diagnostischen Verantwortlichkeit einer Kinderärztin, die bei einem Neugeborenen eine Vorsorgeuntersuchung vornimmt, während Mutter und Kind im Krankenhaus von dem dort als Belegarzt tätigen Gynäkologen ärztlich betreut werden: Auf die Abklärung einer Hyperbilirubinämie (Gelbverfärbung) des Neugeborenen durch die Pädiaterin darf der Mutter und Kind betreuende Gynäkologe nicht alleinig vertrauen.

OLG Köln, Urt. v. 28.04.1993 – 27 U 144/92, NA-Beschl. v. 03.06.1997 – VI ZR 212/96, VersR 1997, 1358:
Der Zurechnungszusammenhang zwischen fehlerhafter ambulanter Behandlung und dem eingetretenen Gesundheitsschaden wird i.d.R. nicht schon unterbrochen, wenn bei der der ambulanten Behandlung folgenden Krankenhausbehandlung auch den Krankenhausärzten Fehler unterlaufen sind.

Nur wenn der Schaden entscheidend durch ein völlig ungewöhnliches und unsachgemäßes Verhalten einer anderen Person ausgelöst worden ist, kann die Grenze überschritten sein, bis zu der dem Erstschädiger der Zweiteingriff und dessen Auswirkungen als haftungsausfüllender Folgeschaden seines Verhaltens zugerechnet werden können. Eine wertende Betrachtung ist hierbei geboten.

BGH, Urt. v. 05.10. 1993 – VI ZR 237/92, NJW 1994, 797 = VersR 1994, 102:
Die Klinikärzte haben den überweisenden Augenarzt von der Notwendigkeit einer Überprüfung des Augeninnendrucks bei einem Glaukomverdacht zu unterrichten. Von der Berichtspflicht werden auch solche Maßnahmen umfasst, die der hinzugezogene Arzt über den ihm konkret erteilten Überweisungsauftrag hinaus hat vornehmen wollen, zu denen es aber wegen Nichterscheinens des Patienten nicht mehr gekommen ist.

OLG München, Urt. v. 23.01.1997 – 24 U 804/93, VersR 1997, 577:
Wird bei der Leistenbruchoperation eines Säuglings ohne triftige Gründe davon abgesehen, einen gleichzeitig bestehenden Hodenhochstand ebenfalls operativ zu korrigieren, stellt dies einen groben Behandlungsfehler dar.
Der Schädiger eines Hodens haftet in vollem Umfang für die Zeugungsunfähigkeit des Verletzten, die erst dadurch eintritt, dass ein Zweitschädiger auch noch den anderen Hoden verletzt.

OLG Oldenburg, Urt. v. 23.12.1997 – 5 U 75/97, MedR 1999, 36 – VersR 1999, 452:
Zum Vertrauen des Neurochirurgen in die Ausheilung einer Salmonellen-Infektion in der an ihn überweisenden neurologischen Abteilung.

OLG Naumburg, Urt. v. 29.04.1997 - 9 U 266/96, VersR 1998, 983:
Zweifel an der Richtigkeit der Diagnostik des Krankenhauses sind auch dann geboten, wenn die erhobenen Befunde auf den bisherigen Krankheitsverlauf eindeutig lückenhaft sind.

BGH, Urt. vom 29. 6. 1999 - VI ZR 24/98, NJW 1999, 2731, MedR 1999, 561 = BGHZ 142, 126:
Beauftragt der behandelnde Arzt (Gynäkologe) einen weiteren Arzt bzw. ein pathologisches Institut, so bedient er sich dessen nicht zur Erfüllung seiner gegenüber dem Patienten bestehenden ärztlichen Pflichten. Folglich haftet er nicht für dessen/deren Verschulden.

OLG Oldenburg, Urt. v. 11.01.2000 – 5 U 110/99, AHRS II, 2093/300:
Hat der Befundbericht eines Pathologen fälschlicherweise vom Vorliegen eines invasiven Gebärmutterhalskrebses eines höheren Stadiums berichtet, und führen die Operateure daraufhin eine (nicht indizierte) radikale Hysterektomie durch, haftet (nur) der Pathologe für diesen Behandlungsfehler.

OLG Oldenburg, Urt. v. 04.04.2000 – 5 U 198/99, AHRS III, 2590, 301 und 920/300:
Eine Kinderklinik übergibt dem konsiliarisch hinzugezogenen Augenarzt wegen dessen überlegener Fachkenntnisse die Diagnostik einer Frühgeborenenretinopathie im Ganzen und damit auch die Verantwortung für die Therapie und die Wiederholungsuntersuchungen. Die Pflicht des Kinderarztes ist die Einhaltung des Termins für die Erstuntersuchung. Alle weiteren Untersuchungen sind vom Augenarzt in Abhängigkeit von den erhobenen Befunden festzulegen. Nur beim Vorliegen auffälliger Befunde ist der Augenarzt erneut vor dem vereinbarten Kontrolltermin hinzuzuziehen.

OLG Hamm, Urt. v. 05.06.2000 – 3 U 233/99, NA-Beschl. v. 12.06.2001 – VI ZR 283/00, VersR 2001, 1157:
Keine Haftung des Internisten für das Nichterkennen einer angeborenen Refluxerkrankung der Nieren bei Hinzuziehung eines Urologen statt eines Nephrologen zur Behandlung einer Pyelonephritis.

OLG Hamm, Urt. v. 14.06.2000 – 3 U 202/99, NA-Beschl. v. 24.04.2001 – VI ZR 336/00, VersR 2002, 98:
Keine Pflicht eines beauftragten Radiologen zum Ausschluss eines malignen Geschehens mittels Biopsie bei negativem Tastbefund und negativer Mammographie.

OLG Hamm, Urt. v. 23.08.2000 – 3 U 229/99, AHRS III, 1873/305:
Zum Vertrauen zwischen Urologen und Radiologen auf eine zutreffende und komplette Befundung entsprechend dem Auftrag des Urologen.

OLG Köln, Urt. v. 23.01.2002 – 5 U 85/01, VersR 2003, 860, 861 = OLGR 2003, 45, 46:
Bei Verdacht auf Hodentorsion ist eine sofortige operative Freilegung des Hodens geboten. Ist der behandelnde Arzt hierzu nicht in der Lage, hat er den Patienten notfallmäßig weiterzuverlegen. Die Zuweisung an einen niedergelassenen Urologen, der schon mangels Ausstattung die Operation nicht selbst durchführen kann, genügt nicht. Für dadurch eingetretene Verzögerungen muss der überweisende Arzt einstehen.

OLG Hamm, Urt. v. 14.06.2000 - 3 U 202/99, VersR 2002, 98:
Bei Zweifeln an der Richtigkeit der übermittelten Diagnose und Bedenken ist ggf. eine Empfehlung weiterer Kontrollen auszusprechen.

OLG Düsseldorf, Urt. v. 27.03.2003 – 8 U 83/02, NJW-RR 2004, 22:
Zieht der Operateur eine Fachärztin für Pathologie hinzu, und erfolgt daraufhin die weitere Beurteilung durch den habilitierten Direktor des Instituts für Pathologie eines Universitätsklinikums, so kann sich der Operateur auch dann auf die Richtigkeit des grundsätzlich sachkompetenten Ordinarius verlassen, wenn die zunächst befragte Pathologin mitteilt, dass sie dessen Meinung widerspricht.

BGH, Urt. v. 06.05.2003 – VI ZR 259/02, VersR 2003, 1128, 1130 = NJW 2003, 2311, 2313:
Wird aufgrund des Behandlungsfehlers des erstbehandelnden Gynäkologen ein weiterer Eingriff erforderlich, bei dem der Patientin der Uterus entfernt wird, so hat der Erstbehandler hierfür auch dann einzustehen, wenn die Uterusentfernung der Patientin vom Nachbehandler fehlerhaft angeraten worden ist, oder ihm im Rahmen der Folgeoperation ein Fehler unterläuft.

KG, Urt. v. 13.11.2003 – 20 U 111/02, GesR 2004, 136, 137.
Chirurg oder Orthopäde haben bei bloßer zeitlicher Nachfolge der Behandlung etwa die übersandten Röntgenaufnahmen selbst anzusehen und die Diagnose sowie die Therapiewahl des zuvor tätigen Orthopäden bzw. Unfallchirurgen eigenverantwortlich zu überprüfen.

OLG Jena, Beschl. v. 15.01.2004 – 4 U 836/03, GesR 2004, 180, 181 = OLGR 2004, 140, 141:
Der auf Augenoperationen spezialisierte Augenarzt kann sich darauf verlassen, dass der überweisende Facharzt für Augenheilkunde die gebotenen Befunde erhoben und die zutreffende Überweisung zur „Kataraktoperation" ausgestellt hat.

OLG Frankfurt, Urt. v. 11.03.2004 – 3 U 89/03, NJW-RR 2004, 1333,1334:
Keine Anwendung des Vertrauensgrundsatzes zwischen urologischem Belegarzt und niedergelassenem Urologen. Der Nachbehandler muss auf die Notwendigkeit engmaschiger Kontrolluntersuchungen des Patienten hingewiesen werden.

OLG Hamm, Urt. v. 26.05.2004 – 3 U 127/02, MedR 2005, 471, 473:
Eine Kontrolle des überweisenden Gynäkologen durch den Radiologen ist auch in einem solchen Fall nur erforderlich, wenn sich Anhaltspunkte für ein fehlerhaftes Vorgehen des Gynäkologen ergeben.

OLG Nürnberg, Urt. v. 24.06.2005 – 5 U 1046/04, MedR 2006, 178:
Ein Augenarzt, der es übernommen hat, ein frühgeborenes Kind im Hinblick auf die Gefahr einer Frühgeborenen-Retinopathie zu überwachen, hat bei jeder Kontrolluntersuchung selbst dafür zu sorgen, dass er den Augenhintergrund immer ausreichend einsehen kann. Andernfalls muss er zumindest für eine zeitnahe anderweitige fachärztliche Untersuchung Sorge tragen.

OLG Bremen, Urt. v. 13.01.2006 – 4 U 23/05, MedR 2007, 660, 662:
Der Zurechnungszusammenhang entfällt nur dann, wenn der für die Zweitschädigung verantwortliche Arzt in außergewöhnlichem Maße gegen alle Regeln der ärztlichen Kunst und ärztlichen Erfahrungen verstoßen hat.

OLG Koblenz, Urt. v. 22.02.2007 – 5 U 8/06, OLGR 2008, 9, 10:
Der behandelnde Internist kann keine offensichtlichen Qualitätsmängel oder Fehlleistungen des hinzugezogenen Radiologen erkennen.

OLG Jena, Urt. v. 23.05.2007 – 4 U 437/05, VersR 2008, 401:
Entlastung eines Gynäkologen von der Haftung für das Unterbleiben der histologischen Untersuchung eines schnellwachsenden Tumors bei Konsultation eines Onkologen nur, wenn dieser über alle vom Gynäkologen erhobenen Befunde vollständig informiert worden war, und der Onkologe die Weiterbehandlung vollständig übernommen hat.

OLG Naumburg, Urt. v. 18.01.2008 – 1 U 77/07, NJW-RR 2009, 28, 29:
Zum Vertrauen zwischen Urologe und Radiologe auf die richtige Aufgabenstellung: Beschränkt dieser die Überweisung nicht auf die Durchführung einer angeordneten

Maßnahme, so entsteht mit der Übernahme des Auftrages noch keine Verpflichtung zur Erhebung aller notwendigen Befunde, um den dem Verdacht entweder zu bestätigen oder auszuschließen.

OLG Schleswig, Urt. v. 04.04.2008 – 4 U 172/07, OLGR 2009, 126, 130:
Der Zurechnungszusammenhang entfällt nur dann, wenn die Nachbehandlung einer Krankheit oder Komplikation in keinem inneren Zusammenhang mit der Erstbehandlung oder „Pflichtverletzung im oberen Bereich des groben Behandlungsfehlers".

c) Ambulanter Bereich

BGH, Urt. v. 08.11.1988 – VI ZR 320/87, NJW 1989, 1536, VersR 1989, 186:
Das medizinisch nicht geforderte Hinausschieben der Fruchtwasserpunktion (Amniozentese) zwischen Untersuchung auf eine etwaige Chromosomenanomalie des Fötus mit der Folge, dass eine erforderlich werdende Wiederholung der Untersuchung mit positivem Ergebnis nicht mehr zu einem Schwangerschaftsabbruch innerhalb der Frist des § 218a II Nr. 1 StGB führen kann, ist ein ärztlicher Behandlungsfehler.
Der weiterbehandelnde Hausarzt hat erkannte oder ihm ohne weiteres erkennbare gewichtige Bedenken gegen Diagnose und Therapie anderer Ärzte mit seinem Patienten zu erörtern.

OLG Düsseldorf, Urt. v. 19.10.2000 – 8 U 183/99, VersR 2002, 1151:
Zur Haftungsabgrenzung zwischen Anästhesist und Chirurg beim Unterlassen von Blutdruck- und Herzfrequenz-Kontrollen nach ambulanter Laparoskopie.

OLG Celle, Urt. v. 26.03.2001 – 1 U 63/99, NJW-RR 2002, 314:
Erkennt ein Arzt, der anhand der Fruchtwasserprobe einer Schwangeren eine Chromosomenanalyse durchführt, um die Gefahr eines Down-Syndroms auszuschließen, dass seine negative Analyse keine abschließende Beurteilung ermöglicht, so hat er den vorbehandelnden Arzt hierauf hinzuweisen.

OLG Celle, Urt. v. 17.09.2001 – 1 U 3/01, AHRS III, 2030/309 und 1510/300:
Kein Vertrauen der nachbehandelnden Kinderärzte, wenn die vom Vorbehandler angegebenen Werte physiologisch praktisch unmöglich sind.

KG, Urteil v. 13.11.2003 – 20 U 111/02, GesR 2004,136:
Bei einem Fall zeitlicher Nachfolge von Ärzten des gleichen Fachs, hat der nachfolgende Arzt Diagnose und Therapiewahl eigenverantwortlich zu überprüfen (hier: Vor- und Nachbehandler übersehen eine Fraktur).

OLG Frankfurt, Urt. v. 11.03.2004 – 3 U 89/03, NJW-RR 2004, 1333, 1334:
Ein Krankenhausarzt unterlässt die Anordnung zu engmaschigen Kontrolluntersuchungen; auch der nachbehandelnde Facharzt nimmt diese nicht vor.

OLG Hamm, Urt. v. 26.05.2004 – 3 U 127/02, MedR 2005, 471, 473:
Erfolgt die Überweisung einer Patientin ausschließlich zur Durchführung einer konkret benannten Diagnosemaßnahme, etwa seitens des behandelnden Gynäkologen zu einer Mammographie beim Radiologen, so ist der die Untersuchung durchführende Radiologe nicht zur umfassenden Beratung und Behandlung der Patienten verpflichtet.

OLG Naumburg, Urt. v. 14.09.2004 – 1 U 97/03, MedR 2005, 232 = VersR 2005, 1401:
Wirken bei einer ambulanten Operation Chirurg und Anästhesist in horizontaler Arbeitsteilung zusammen, so hat der Chirurg grundsätzlich nicht für Behandlungsfehler des Anästhesisten (hier: Überdosierung eines Hypnotikums; unzureichende postoperative Überwachung der Vitalfunktionen) einzustehen.
Es besteht grundsätzlich auch keine gegenseitige Überwachungspflicht der kooperierenden Ärzte.

OLG Köln, Beschl. v. 03.09.2008 – 5 U 51/08, OLGR 2009, 47, 49:
Kein Vertrauen auf die Diagnose des zuweisenden Arztes, wenn sich der Befund intraoperativ essentiell anders darstellt.

2. **Interdisziplinäre ärztliche Zusammenarbeit über die Behandlungseinheit hinausgehend**

a) **Interaktion mit dem „Hausarzt"**

OLG Hamm, Urt. v. 21.11.1988 – 3 U 74/88, VersR 1989, 1263:
Zur Haftung des Hautarztes der es trotz der sich aufdrängenden Verdachtsdiagnose Rötelninfektion die üblichen Befunderhebungen unterlässt.

OLG Koblenz, Urt. v. 13.11.1990 – 3 U 1197/85, NA-Beschl. v. 29.10.1991 – VI ZR 386/90. VersR 1992, 752:
Trotz deutlicher und schwerwiegender Symptomatik (zentrale Krampfanfälle, Seh- und Sprachstörungen, temporäre Bewusstlosigkeit) folgt der Arzt für Allgemeinmedizin fast zwei Jahr lang den Medikamentenempfehlungen einer Fachklinik.

OLG Düsseldorf, Urt. v. 23.05.1996 – 8 U 98/94, NA-Beschl. v. 03.06.1997 – VI ZR 212/96, VersR 1997, 1358:
Zur Zurechnung einer operativen Entfernung des gesunden (!) Magens, die der niedergelassene Arzt aufgrund einer Verwechslung der histologischen Befunde veranlasst hatte.

OLG Hamm, Beschl. v. 16.12.1996 – 3 U 62/96, NA-Beschl. v. 12.08.1997 – VI ZR 36/97, VersR 1998, 323:
Keine Pflichtverletzung durch einen Arzt für Allgemeinmedizin, der einem über Oberbauchschmerzen klagenden Patienten an mehrere Fachärzte überweist, deren Untersuchungsergebnisse für eine chronische Pyelonephritis sprechen, anschließend aber eine weitere fachärztliche Untersuchung zum Ausschluss einer Nierenarterienstenose unterlässt.

OLG Celle, Urt. v. 11.08.1997 – 1 U 92/95, NA-Beschl. v. 07.04.1998 – VI ZR 288/97, VersR 1998, 1419:
Keine Zuständigkeit des vom Hausarzt konsultierten Urologen für die Weiterbehandlung des dem Hausarzt von ihm im Arztbrief als „Nierenfunktionseinschränkung unklarer Genese" aufgezeigten nephrologischen Problemfeldes. Der rücküberweisende Facharzt darf sich darauf verlassen, dass der Hausarzt den im Arztbrief dokumentierten Empfehlungen folgt.

OLG Stuttgart, Urt. v. 20.06.2000 – 14 U 73/98, VersR 2002, 98:
Zu den Grenzen des Vertrauens seitens eines Radiologen in den ihm durch den Hausarzt vermittelten und allgemein gehaltenen Behandlungsauftrag ohne Äußerung eines bestimmten Krankheitsverdachts.

OLG Karlsruhe, Urt. v. 13.06.2001 – 7 U 123/97, NA-Beschl. v. 05.02.2002 – VI ZR 274/01, VersR 2002, 717:
Keine Pflicht des beauftragten Arztes zur umfassenden Beratung und Behandlung des Patienten bei Weiterführung der Behandlung durch den überweisenden Arzt.

BGH, Urt. v. 28.05.2002 – VI ZR 42/01, VersR 2002 1026, MedR 2003, 169:
Bei Zweifeln an bislang erhobenen Befunden sollte Rücksprache mit dem Kollegen gehalten, und die Befunde dem Patienten erläutert werden.

OLG Hamm, Urt. v. 03.02.2003 – 3 U 140/02, AHRS III 920/322:
Der niedergelassene Arzt kann den Arztbrief abwarten und auf die Ergebnisse eines Labors bzw. einer Klinik vertrauen.

OLG Hamm, Urt. v. 04.08.2003 – 3 U 19/03, AHRS III, 920, 327:
Wendet sich der überweisende Hausarzt an Spezialisten, wie beispielsweise bei Abklärung einer Subarachnoidalblutung, und ist im angefertigten naiven CT kein pathologisches Ergebnis festzustellen, so sind bei vorliegenden Verdachtsmomenten durch die Spezialisten weitere Untersuchungen (z.B. zerebrale Angiographie, Kontrastmittel-CT, MRT, Lumbalpunktion etc.) zu erwägen.

OLG Hamm, Urt. v. 16.02.2004 – 3 U 190/03, AHRS III, 920, 329:
Ein Hausarzt bzw. Internist darf auch darauf vertrauen, dass eine Fachklinik für Psychiatrie und Psychotherapie Blutuntersuchungen selbst durchführen kann und das Ergebnis einer vom Hausarzt/Internisten durchgeführten Blutuntersuchung selbst anfordert, wenn es hierauf ankommt.

OLG Koblenz, Beschl. v. 14.04.2005 – 5 U 1610/04, NJW 2005, 2933:
Ärztliche Aufklärungspflicht bei Krankenhauseinweisung durch den Hausarzt:
Dass der Hausarzt einen bestimmten Eingriff für indiziert hält und den Patienten daher in ein Krankenhaus einweist, enthebt den dort weiterbehandelnden Arzt nicht der Pflicht zu umfassender Risikoaufklärung. Es entlastet den Krankenhausarzt nicht, dass er den mangels Risikoaufklärung rechtswidrigen Eingriff auf Drängen des vom Hausarzt unzureichend vorinformierten Patienten durchgeführt hat.
Bei mehreren, auch zeitlich aufeinander folgenden ärztlichen Gefährdungshandlungen, die untereinander und mit der alternativ verursachten Schädigung einen tatsächlich zusammenhängenden einheitlichen Vorgang bilden, kommt eine Haftung aller beteiligten Ärzte in Betracht, wenn jede Handlung den Schaden verursacht haben kann (hier: Unklarheit, wer durch suprapubische Blasenkatheter den Darm perforiert hat).

OLG Koblenz, Urt. v. 20.07.2006 – 5 U 47/06, VersR 2007, 1698:
Zur Haftung des Anästhesisten und Chirurgen für das Unterlassen einer Auswertung des vom Hausarzt angefertigten EKG vor der Operation, soweit sich jeder auf den anderen verlässt.

b) Interaktion mit dem Konsiliarius

OLG Köln, Urt. v. 10.01.1983 – 7 U 163/81, MedR 1983, 112:
Der behandelnde Arzt trägt die Verantwortung für ein von ihm verschriebenes Medikament auch dann, wenn er auf Ratschlag eines Kollegen handelt.

BGH, Urt. v. 08.05.1990 – VI ZR 227/89, VersR 1990, 1010:
Zur Aufklärung des Patienten bei Zusammenarbeit von Krankenhaus und Spezialklinik im Rahmen von Herzoperationen.

OLG Düsseldorf, Urt. v. 21.09.1995 – 8 U 43/94, NA-Beschl. v. 04.06.1996 – IV ZR 318/95, VersR 1997, 1235:
Bei rechtzeitiger Hinzuziehung des Augenarztes als Konsiliararzt haftet allein dieser, nicht jedoch der Kinderarzt für Fehler bei der Kontrolle des Frühgeborenen zur Vorbeugung einer retrolentalen Fibroplasie.

OLG Celle, Urt. v. 18.12.1995 – 1 U 36/94, NA-Beschl. v. 05.11.1996 – VI ZR 43/96, VersR 1977, 368:
Verpflichtung der Übermittlung fremdanamnestischer, früherer Befunde durch den Stationsarzt an einen für den Suizidpatienten hinzugezogenen, psychiatrischen Konsiliararzt.

BGH, Urt. v. 28.05.2002 – VI ZR 42/01, NJW 2002, 2944, VersR 2002, 1026:
Trotz Überweisung durch den niedergelassenen Orthopäden und deutlicher Entzündungsreaktion hielten Klinikärzte die Metallentfernung nicht für erforderlich.

OLG Köln, Urt. v. 16.12.2002 – 5 U 166/01, NJW-RR 2003, 1031 = OLGR 2003, 334, 335:
Zur Haftung des behandelnden Neurochirurgen und des konsiliarisch hinzugezogenen Neurologen bei fehlender Eindeutigkeit der Diagnose. Eine Entlastung durch den Vertrauensgrundsatz war im konkreten Fall nicht möglich.

OLG Hamm, Urt. v. 26. 5. 2004 - 3 U 127/02, MedR 2005, 471:
Zur Kontrollpflicht des überweisenden Arztes durch den Überweisungsempfänger nach Überweisung einer Patientin zur Durchführung einer fachspezifischen, medizinischen Maßnahme.

OLG Jena, Urt. v. 23.05.2007 – 4 U 437/05, OLGR 2007, 988, 991 = VersR 2008, 401, 403 = GesR 2008, 49, 52:
Der überweisende Gynäkologe darf seinerseits darauf vertrauen, dass die vom Konsiliararzt (hier: ein onkologisch tätiger Gynäkologe) erhobenen Befunde richtig sind. Der überweisende Gynäkologe hat auf die Notwendigkeit einer zusätzlich erforderlichen Biopsie hinzuweisen.

OLG Jena: Urteil vom 15.10.2008 - 4 U 990/06, OLR 2009, 242, 244:
Der überweisende Frauenarzt, der an der Richtigkeit einer ihm übermittelten Empfehlung (hier: Kontrolluntersuchung erst in 2 Jahren) Zweifel hat, muss diesen Zweifeln nachgehen, darf diese also nicht auf sich beruhen lassen. Er hat andernfalls wie der beauftragte Arzt für die Richtigkeit der Begleitempfehlung.

II. Vertikale Arbeitsteilung

1. Chefarztprinzip: Allzuständigkeit des Chefarztes

a) Primäre Sorgfaltspflichten des Chefarztes

OLG Düsseldorf, Urt. v. 21.03.1991 – 8 U 55/89, NJW 1991, 2968 = VersR 1991, 1412:
Zum Vertrauen in die vom Chefarzt gestellte Indikation zur Operation.

OLG Düsseldorf, Urt. 13.02.2003 – 8 U 41/02, VersR 2005, 230:
Zur Reposition einer Radiusbasisfraktur in Vertrauen auf Anordnung des Chefarztes trotz Verzichts auf Narkose und mehrfachem Misslingen.

BGH, Urt. v. 08.04.2003 – VI ZR 265/02, NJW 2003, 2309 = MedR 2003, 629 = VersR 2003, 1126:
Die dem Chefarzt obliegende „Fürsorgepflicht" erfordert es, den Patienten in einem Raum unterzubringen, in dem eine ständige Überwachung stattfindet, und aus dem er nicht in der Lage ist, das Krankenhaus eigenmächtig zu verlassen.

aa) Organisation von Rufbereitschaft und Bereitschaftdienst

LG Augsburg, Urt. v. 30.09.2004 – 3 Kls 400 Js 109903/01:
Der fachübergreifende Bereitschaftsdienst ist zwar nicht grundsätzlich unzulässig, durch adäquate organisatorische Maßnahme ist aber sicherzustellen, dass der Facharztstandard auch dann gewährt bleiben kann.

bb) Verantwortung für die personelle Besetzung der Abteilung

BGH, Urt. v. 12.07.1994 - VI ZR 299/93, VersR 1994, 1303 = NJW 1994, 3008 = MDR 1994, 1088:
Der Assistenzarzt kann sich auf die vom verantwortlichen Chefarzt bzw. vom Krankenhausträger getroffenen, organisatorischen Vorsorgemaßnehmen für den Fall verlassen, dass seine Fähigkeiten nicht ausreichen.

cc) Dienstanweisung und Kontrolle ärztlicher Aufklärung sowie Dokumentation

BGH, Urt. v. 17.12.1991 – VI ZR 40/91, NJW 1992, 743:
Dem operierenden Arzt obliegt eine präoperative Aufklärungspflicht über die Risiken einer Aids- und Hepatitis-Infektion im Rahmen einer Transfusion von Fremdblut, wenn sich die Erforderlichkeit einer Blutübertragung während oder nach der Operation ernsthaft aufdrängt. In diesem Zusammenhang ist der Patient auf die risikoärmere Alternative der Eigenblutspende hinzuweisen.
Auch der Chefarzt als Nichtoperateur kann persönlich haften, wenn die fehlerhafte Aufklärung auf einer von ihm zu vertretenden, ungenügenden Organisation beruht.

OLG Köln, Urt. v. 28.09.1995 - 5 U 174/94 – MedR 1996, 564:
Es stellt einen als schweren Behandlungsfehler zu qualifizierenden Organisationsfehler des Krankenhausträgers dar, wenn in der Frühgeborenenabteilung einer Universitätsklinik nicht Sorge dafür getragen ist, dass Eltern von zu entlassenden Zwillingskindern schriftlich darauf hingewiesen werden, dass bei einem der Kinder unverzüglich eine augenärztliche Kontrolle auf Behandlung von retrolentaler Fibroplasie zur Verhinderung einer Erblindung stattfinden muss.

BGH, Urt. v. 07.11.2006 – VI ZR 206/05, MedR 2007, 169 = GesR 2007, 108 = NJW-RR 2007, 310 = BGHZ 168, 364:
Der Chefarzt, der die Risikoaufklärung eines Patienten einem nachgeordneten Arzt überträgt, muss darlegen, welche organisatorischen Maßnahmen er ergriffen hat, um eine ordnungsgemäße Aufklärung sicherzustellen und zu kontrollieren.

dd) Sicherstellung der apparativen Ausstattung

BGH, Urt. v. 24.06.1975 – VI ZR 72/74, NJW 1975, 2245:
Zur Pflicht von Arzt und Chefarzt, den einwandfreien Zustand eines medizinischen Geräts selbst zu prüfen: Das Landgericht hat die Klage gegenüber dem Chefarzt abgewiesen, ihr jedoch ansonsten im Wesentlichen stattgegeben.

BGH, Urt. v. 03.11.1981 – VI ZR 119/80, NJW 1982, 699:
Wird ein Krankenhauspatient an seiner Gesundheit geschädigt, weil die ihm verabreichte Infusionsflüssigkeit bei oder nach ihrer Zubereitung im Krankenhaus unsteril geworden ist, dann ist zu beweisen, dass der Fehler nicht auf einem zuzurechnenden Organisations- oder Personalverschulden beruht.

OLG Köln, Urt. v. 28.04.1999 – 5 U 15/99, VersR 2000, 974:
Kommt es aus ungeklärten Gründen zu einer Trennung der Schraubenverbindung zwischen arteriell liegendem Katheter und der Infiltrationspatrone (Blutwäsche bei Niereninsuffizienz) und als deren Folge zu einem letztlich zum Tode des Patienten führenden Entblutungsschock, streitet eine Verschuldensvermutung zu Gunsten des Patienten analog § 282 BGB, die von der Behandlungsseite zu entkräften ist (voll beherrschbarer Risikobereich).

OLG München, Urt. v. 21.09.2006 – 1 U 2161/06, GesR 2007, 115:
Bei fehlenden Apparaturen/Geräten im Belegkrankenhaus obliegt die Bestimmung diesbezüglicher Entscheidungen dem Chefarzt.

b) Sekundäre Sorgfaltspflichten des Chefarztes

BGH, Urt. v. 22.04.1980 – VI ZR 121/78, NJW 1980, 1901:
Auch der Chefarzt einer organisatorisch nicht selbständigen Klinik ist, wenn er im medizinischen Bereich weisungsfrei ist, hinsichtlich der Haftung für von ihm begangene Behandlungsfehler als verfassungsmäßig berufener Vertreter der das Krankenhaus tragenden Körperschaft zu betrachten.

Im Rahmen der fachlichen Weisungsbefugnis eines ärztlichen Direktors bedarf es einer laufenden allgemeinen Aufsicht und Kontrolle hinsichtlich der ärztlichen Tätigkeit der Mitarbeiter.

2. Der Vertrauensgrundsatz im System der ärztlichen Über- und Unterordnung

a) Leitender Arzt – Facharzt

BGH, Urt. v. 15.10.2003 - 1 StR 300/03, MedR 2005, 159, NStZ-RR 2004, 16:
Nach einem Operationsfehler rät der Chefarzt der Oberärztin, die Patientin falsch aufzuklären, um so mit deren Einwilligung eine zweite Operation vornehmen zu können.

b) Leitender Arzt – nachgeordnete Ärzte

BGH, Urt. v. 29.10.1985 – VI ZR 85/84, NJW 1986, 776:
Aus Schutz des Patienten muss dafür Sorge getragen werden, dass keine durch vorangegangenen Nachtdienst übermüdeten Ärzte zum Operationsdienst eingeteilt werden. Es kann dahingestellt bleiben, ob der betreffende Arzt sorgfältig ausgesucht worden ist und ob er nach seinen bisherigen Erfahrungen und Leistungen geeignet gewesen ist, die Operation eigenständig durchzuführen.

OLG Hamm, Beschl. v. 08.06.2005 – 3 Ws 473-476/04, MedR 2006, 358:
Ein Patient, der sich in die Fachklinik eines Krankenhauses begibt, hat Anspruch auf ärztliche Behandlung, die dem Standard eines erfahrenen Facharztes entspricht. An den sich noch in der Facharztausbildung befindlichen Arzt sind gewisse Qualitätsanforderungen zu stellen, wenn er unter der Aufsicht eines qualifizierten Facharztes operiert. Ein nicht „anfängerbedingter" Fehler des Operateurs kann auch durch einen assistierenden Facharzt nicht zu verhindern sein.

c) Einsatz eines noch unerfahrenen (Assistenz-)Arztes

BGH, Urt. v. 27.09.1983 – VI ZR 230/81, BGHZ 88, 248 = NJW 1984, 655 = VersR 1984, 60:
Zur Anfängeroperation bei Lymphknotenexstirpation:
Die Übertragung einer selbständig durchzuführenden Operation auf einen dafür noch nicht ausreichend qualifizierten Assistenzarzt ist ein Behandlungsfehler. Unter dem rechtlichen Gesichtspunkt einer Verletzung der ärztlichen Aufklärungspflicht werden Ersatzansprüche dadurch grundsätzlich nicht begründet.
Zu den Voraussetzungen, unter denen eine Operation einem in der Ausbildung befindlichen Assistenzarzt übertragen werden darf.
Ist die Gesundheit des Patienten bei der Operation durch einen nicht ausreichend qualifizierten Assistenzarzt geschädigt worden, so trifft die Beweislast dafür, daß dies nicht auf der mangelnden Qualifikation beruht, den Krankenhausträger und die für die Einteilung zur Operation verantwortlichen Ärzte.
Zur Frage, wann ein Übernahmeverschulden des selbständig operierenden Assistenzarztes vorliegen kann.

BGH, Urt. v. 07.05.1985 – VI ZR 224/83, NJW 1985, 2193 = VersR 1985, 782:
Zu den Anforderungen an die Darlegung der Berufserfahrung eines am Anfang der Facharztausbildung stehenden Arztes, dem eine Operation ohne Aufsicht und Assistenz (hier: Lymphdrüsenexstirpation) übertragen worden ist.

OLG Düsseldorf, Urt. v. 12.07.1990 – 8 U 235/88, NA-Beschl. v. 07.05.1991 – VI ZR 271/90, VersR 1991, 1138:
Lässt sich mangels einer ausreichenden Dokumentation einer Operation (hier: Prostataresektion), die von einem Arzt in der Facharztausbildung begonnen und wegen einer auftretenden Blutung vom anwesenden Oberarzt zu Ende geführt worden ist, nicht klären, wann und auf welche Weise es zu der Läsion des äußeren Schließmuskels der Blase gekommen ist, haften beide Ärzte wegen fehlerhafter Behandlung.

OLG, Koblenz, Urt. v. 13.06.1990 – 5 U 860/88, NJW 1991, 2967 = VersR 1991, 1376:
Eine Ureterolithomieoperation ist einem Assistenzarzt im dritten Ausbildungsjahr unter Aufsicht erlaubt.

OLG Köln, Urt. v. 04.07.1990 – 27 U 86/89, VersR 1992, 452 = OLGZ 1991, 244:
Minderungen des organisatorischen Qualitätsstandards, die geeignet sind, den Behandlungserfolg zu gefährden (hier: Fehlen ärztlicher Assistenz), können die Beweislast zum Nachteil der Behandlungsseite zu verlagern.
Ist für einen Eingriff die Mitwirkung einer erfahrenen ärztlichen Assistenz erforderlich, kann diese Aufgabe nicht von einer Studierenden im Praktischen Jahr wahrgenommen werden.

BGH, Urt. v. 10.03.1992 – VI ZR 64/91, NJW 1992, 1560 = VersR 1992, 745:
Zur Anfängeroperation bei Nahtinsuffizienz nach chronisch rezidivierender Appendizitis: Bei chirurgischen Eingriffen, die von einem Berufsanfänger vorgenommen werden, muss immer ein Facharzt assistieren. Ist das nicht der Fall und führt die Operation zu Komplikationen für den Patienten, so besteht ein Indiz dafür, dass die unzureichende Qualifikation der Ärzte ursächlich dafür ist.

OLG München, Urt. v. 17.06.1993 – 1 U 6626/92, VersR 1993, 1400:
Zum Vertrauen des Arztes in Weiterbildung zum Chirurgen in die vom Oberarzt gebilligte Diagnose.

OLG Köln, Urt. v. 14.07.1993 – 27 U 13/93, VersR 1993, 1157:
Zum Vertrauen in mit dem Oberarzt abgesprochenes Vorgehen.

OLG Düsseldorf, Urt. v. 16.09.1993 – 8 U 16/92, VersR 1994, 352:
Zur Haftung eines Oberarztes, der eine Lymphknotenexstirpation einem in der Weiterbildung zur Chirurgie stehenden Assistenzarztes überlässt (hier: Verletzung des Nervus accessorius).

OLG Düsseldorf, Urt. v. 07.10.1993 – 8 U 18/92, NJW 1994, 1598 = VersR 1994, 603:
Zur Anfängeroperation bei Exstirpation der Unterkieferdrüse: Die Anwesenheit eines Facharztes ist nicht zu fordern; ihr Fehlen ist ohne beweisrechtliche Auswirkungen, wenn der noch in der Ausbildung stehende Arzt aufgrund seiner theoretischen Kenntnisse und seiner praktischen Erfahrung die zur Ausführung des Eingriffs erforderliche Qualifikation besitzt.

OLG Hamm, Urt. v. 20.11.1996 – 3 U 31/96, NA-Beschl. V. 15.07.1997 – VI ZR 406/96, VersR 1998, 104:
Bei Anzeichen für toxischen Kreislaufkollaps und massiver Schwellung des Oberschenkels nach Trittverletzung wurde eine Entlastungsinzision durch den in seinen Oberarzt vertrauenden, chirurgischen Assistenzarzt unterlassen.

OLG Zweibrücken, Urt. v. 18.02.1997 – 5 U 3/96, VersR 1997, 833:
Zum Vertrauen des Assistenzarztes in Weiterbildung zum Chirurgen auf die Operationsanweisungen des ihn führenden Facharztes.

BGH, Urt. v. 03.02.1998 – VI ZR 356/96, NJW 1998, 2736, VersR 1998, 634:
Zu einem Fehler während einer sog. Anfängeroperation nach Einteilung eines Arztes in Weiterbildung: Bei rufbereitem Facharzt, sofern dessen unverzügliches Erscheinen gewährleistet ist, liegt jedoch kein fehlerhaftes Verhalten vor.

OLG Düsseldorf, Urt. v. 13.02.2003 – 8 U 41/02, VersR 2005, 230:
Dem nicht ausreichend qualifizierten Assistenzarzt kann nur dann der Vorwurf eines Behandlungsfehlers gemacht werden, wenn sich ihm die Bedenken hätten aufdrängen müssen. Auf eine mit dem Oberarzt abgesprochene Diagnose kann sich der Assistent verlassen.

OLG Koblenz, Urt. v. 03.05.2007 – 5 U 567/05, MedR 2008. 513:
Dem nicht ausreichend qualifizierten Assistenzarzt kann nur dann der Vorwurf eines Behandlungsfehlers gemacht werden, wenn sich das Vorgehen des Arztes nicht als schlechterdings unvertretbar mit dem erkennbaren Erfordernis sofortiger Intervention darstellte.

aa) Geburtshilfe

BGH, Urt. v. 14.03.1978 – VI ZR 213/76, NJW 1978, 1681 = VersR 1978, 542:
Zum Entlastungsbeweis hinsichtlich eines in einem Krankenhaus mit selbständiger ärztlicher Tätigkeit (hier: Dammschnitt bei einer Entbindung) betrauten Assistenzarztes.

OLG Hamm, Urt. v. 27.04.1981 – 3 U 307/80, NA-Beschl. v. 14.12.1982 – VI ZR 134/81:
Zur Anfängeroperation in der Geburtshilfe und den Anforderungen an einen geburtshilflich tätigen Arzt ohne abgeschlossene Facharztausbildung.

OLG Oldenburg, Urt. v. 08.06.1993 – 5 U 14/93, VersR 1994, 180:
Kommt es nach einer gynäkologischen Operation zu Komplikationen, so können Beweiserleichterungen für die Patientin nicht allein daraus hergeleitet werden, dass die operierenden Ärzte ihre Facharztausbildung noch nicht abgeschlossen hatten und ein Facharzt zwar auf der Station anwesend war, bei dem Eingriff aber nicht ständig zugegen war.

OLG Zweibrücken, Urt. v. 20.10.1998 – 5 U 50/97, NJW-RR 1999, 611 = VersR 2000, 728:
Zum Vertrauen der Stationsärztin in die Geburtsleitung durch leitenden Gynäkologen.

OLG Düsseldorf, Urt. v. 25.11.1999 – 8 U 126/98, VersR 2001, 460:
Trotz grob fehlerhaften Vorgehens bei Lösung einer Schulterdystokie Freistellung der Hebamme, da die Leitung der Geburt einer Ärztin im Praktikum unterlag. Gleichzeitig wurde auch die Ärztin im Praktikum freigestellt, da sie durch die Geburtsleitung überfordert wurde.

OLG Zweibrücken, Urt. v. 27.02.2001 – 5 U 17/00, AHRS III, 920/312 = MedR 2002, 255:
Eine Stationsärztin, die dem gynäkologischen Chef- oder Oberarzt bei der Leitung einer Geburt lediglich assistiert, haftet nicht für eine bei der Geburt eingetretene Schädigung des Kindes, außer wenn sich ernsthafte Bedenken gegen die Entscheidung aufdrängen müssen.

OLG Oldenburg, Urt. v. 18.09.2001 – 5 U 81/97, NA-Beschl. v. 14.05.2002 – VI ZR 362/01, VersR 2002, 1028:
Zur Geburtsleitung eines Arztes kurz vor dessen Anerkennung des Facharztes für Gynäkologie.

OLG Stuttgart, Urt. v. 08.07.2003 – 1 U 104/02, OLGR 2004, 239 = GesR 2004, 224:
Beim Auftreten von Komplikationen während der Geburt ist das Heranziehen des Facharztes erforderlich.

OLG Brandenburg: Urteil vom 25.02.2010 - 12 U 60/09:
Ein Assistenzarzt darf auf die vom Facharzt angeordneten Maßnahmen vertrauen, sofern nicht für ihn erkennbare Umstände hervortreten, die ein solches Vertrauen nicht gerechtfertigt erscheinen lassen. Der nachgeordnete Arzt haftet daher nur bei einem allein von ihm zu verantwortenden Verhalten. Wurde die Schädigung durch ein Unterlassen begangen, bedarf es des Vortrags dazu, ob und inwieweit der Facharzt gegenüber dem nachgeordneten Arzt etwaige Anweisungen zur (Nicht-)Vornahme von medizinisch gebotenen Befunderhebungen erteilt hat.

bb) Anästhesie

OLG Karlsruhe, Urt. v. 10.10.1990 – 7 U 12/89, VersR 1991, 1177:
Zur Anfängeroperation bei Narkose für Leistenbruchoperation: Die Durchführung darf einem Arzt in Facharztausbildung bei Anwesenheit und eingriffsbereiter Assistenz des Oberarztes überlassen werden.

BGH, Urt. v. 15.06.1993 – VI ZR 175/92, NJW 1993, 2989 = VersR 1993, 1231:
Zur Anfängeroperation mit Narkosezwischenfall: Verfügt ein in der Weiterbildung zum Facharzt für Anästhesie stehender Assistenzarzt noch nicht über ausreichende Erfahrungen hinsichtlich etwaiger Risiken, die sich für eine Intubationsnarkose aus der intraoperativ notwendigen Umlagerung des Patienten von der sitzenden Position in die Rückenlage ergeben können, so darf er jedenfalls während dieser Operationsphase die Narkose nicht ohne unmittelbare Aufsicht eines Facharztes führen.

Schöffengericht Berlin, Urt. v. 03.03.1994 – 1 Kap. 799/90 Ls (184/91):
Der Arzt im Praktikum (AiP), der trotz fehlender Befugnis zur eigenverantwortlichen Anordnung und Durchführung von Injektionen keine Rücksprache bei seiner Vorgesetzten genommen, die Dosis zu hoch gewählt und für keine ordnungsgemäße Überwachung der Patientin gesorgt hatte, wurde verurteilt; die leitende Anästhesistin wurde freigesprochen,

3. Der Vertrauensgrundsatz bei der Zusammenarbeit von ärztlichem und nichtärztlichem Personal

a) Zulässigkeit der Delegation ärztlicher Aufgaben auf Schwestern, Pfleger und pflegerische Assistenzberufe

BGH, Urt. v. 10.07.1952 – 5 StR 324/52, NJW 1952, 1102 = BGHSt 3, 91:
Zur mangelnden Überwachung von Hilfskräften/Haftung durch den behandelnden Arzt am Beispiel der Medikamentengabe durch eine Schwester.

BGH, Urt. v. 01.07.1954 – 3 StR 869/53, NJW 1954, 1536 = BGHSt 6, 282:
Zur mangelnden Überwachung von Hilfskräften/Haftung durch den behandelnden Arzt am Beispiel der Medikamentengabe durch eine Schwester, wobei die Krankenschwester grundsätzlich nicht verpflichtet ist, von sich aus eine ärztliche Anordnung zur Vorbereitung einer Spritze auf ihre Richtigkeit zu überprüfen.

BGH, Urt. v. 08.05.1979 – VI ZR 58/78, NJW 1979, 1935 = VersR 1979, 718.
Stellungnahme zu Injektionen, Infusionen, Blutentnahmen und Transfusionen: Intramuskuläre Injektionen dürfen nicht durch Krankenpflegehelfer gesetzt werden, da Applikationsfehler zu schwerwiegenden Schäden, wie Lähmungen und Spritzenabszessen, führen können.

BGH, Urt. v. 02.06.1987 – VI ZR 174/86, NJW 1988, 762:
Dem Arzt ist die Anweisung zur Prophylaxe gegen Liegegeschwüre vorbehalten.

OLG Düsseldorf, Urt. v. 11.01.1990 – 8 U 218, 87, VersR 1990, 1277:
Der Transport eines kollabierten Patienten liegt im Verantwortungsbereich des Arztes.

OLG Köln, Urt. v. 02.12.1992 – 27 U 103/91, NA-Beschl. V. 05.10.1993 – VI ZR 3/93, VersR 1993, 1487:
Grundsätzlich darf keine Fixierung eines erregten Patienten ohne ärztliche Anweisung erfolgen.

OLG München, Urt. v. 27.01.1994 – 1 U 2040/93, VersR 1994, 113:
Das Herauslösen der Nachgeburt fällt in den Kompetenzbereich des Arztes, nicht der Schwester.

OLG München, Urt. v. 20.06.1996 – 1 U 4529/95, NA-Beschl. V. 04.02.1997 – VI ZR 309/96, VersR 1997, 977:
Die Notfallverlegung eines Neugeborenen vom Belegkrankenhaus in die Kinderklinik obliegt dem Verantwortungsbereich des Arztes.

BGH, Urt. v. 29.09.1998 – VI ZR 268/97, NJW 1999, 863 = VersR 1990, 190:
Dem Arzt ist die Anweisung zur Ruhigstellung eines Beines vorbehalten.

KG, Urt. v. 14.04.2008 – 20 U 183/06, VersR 2008, 1267:
Keine Übertragung der Behandlung auf einen Krankengymnasten, der die für diese Behandlung notwendige Zusatzausbildung nicht besitzt.

OLG Dresden, Urt. v. 24.07.2008 – 4 U 1857/07, OLGR 2008, 818, 819:
Die Übertragung intravenöser Injektionen zur Vorbereitung von Diagnosemaßnahmen auf eine fachgerecht ausgebildete, erfahrene und vom Arzt regelmäßig kontrollierte medizinisch-technische Assistentin darf nicht als Behandlungsfehler angesehen werden.

OLG Frankfurt am Main, Urt. v. 01.03.2012 - 6 U 264/10:
Ohne Arzt darf eine selbstständig tätige Zahnarzthelferin keine Zahnreinigung im Airflow-Verfahren und Zahnbleaching durchführen. Mit Hinweis auf das Gesetz über die Ausübung der Zahnheilkunde (ZHG) untersagte das Oberlandesgericht Frankfurt am Main deshalb einer Zahnarzthelferin diese Tätigkeiten in ihrem eigenen Zahnkosmetikstudio ohne Zusammenwirken mit einem Zahnarzt.

b) Das Problem der sog. Parallelnarkose

BGH, Urt. v. 18.03.1974 – III ZR 48/73, NJW 1974, 1424, 1425 = VersR 1974, 804, 806:
Zu den Sorgfaltspflichten eines Narkosearztes bei einer Intubationsnarkose: Seine Pflichtverletzung sei insbesondere darin zu sehen, dass er sich aus dem Operationssaal entfernt und für die Zeit seiner Abwesenheit einen dazu ungeeigneten Medizinalassistenten mit der Überwachung der Narkose betraut habe.

BGH, Urt. v. 30.11.1982 - VI ZR 77/81, NJW 1983, 1374, 1376:
Zur Haftung des Narkosefacharztes für die Folgen eines Narkosezwischenfalls bei einer Parallelnarkose: Der selbstliquidierende beamtete Arzt haftet für Schäden aus Versäumnissen einer stationären Behandlung deliktisch nach § 839 BGB und kann sich auf das Verweisungsprivileg des § 839 I 2 BGB berufen.

BGH, Urt. v. 18.06.1985 – VI ZR 234/83, NJW 1985, 2189:
Es stellt ein haftungsbegründendes Organisationsverschulden des Krankenhausträgers dar, wenn der zu fordernde Standard der anästhesiologischen Leistungen auch bei ärztlicher Unterversorgung der Anästhesie nicht durch klare Anweisungen an die Ärzte gewährleistet ist.

OLG Zweibrücken, Urt. v. 07.10.1987 – 2 U 16/86, VersR 1988, 165:
Das mit der Einteilung eines nicht hinreichend qualifizierten Anfängerarztes verbundene Behandlungsrisiko kann nicht durch entsprechende Aufklärung überwunden werden.

Eine Intubationsnarkose darf grundsätzlich nur von einem als Facharzt ausgebildeten Anästhesisten oder - bei entsprechendem Ausbildungsstand - von einem Assistenzarzt unter unmittelbarer Aufsicht vorgenommen werden.

BGH, Urt. v. 15.06.1993 – VI ZR 175/92, NJW 1993, 2989, 2991:

Verfügt ein in der Weiterbildung zum Facharzt für Anästhesie stehender Assistenzarzt noch nicht über ausreichende Erfahrungen in Bezug auf etwaige Risiken, die sich für eine Intubationsnarkose aus der intraoperativ notwendigen Umlagerung des Patienten von der sitzenden Position in die Rückenlage ergeben können, so darf er jedenfalls während dieser Operationsphase die Narkose nicht ohne unmittelbare Aufsicht eines Facharztes führen.

c) Teamarbeit zwischen Arzt und Hebamme am Beispiels des Kreißsaales

OLG Stuttgart, Urt. v. 20.08.1992 – 14 U 3/92, VersR 1993, 1358:
Kein Höherstellen des Wehentropfes ohne ärztliche Anweisung.

BGH, Urt. v 14.02.1995 – VI ZR 272/93, BGHZ 129, 6 = NJW 1995, 1611 = VersR 1995, 706:

Die Leitung der Geburt in einer Risikophase obliegt der Zuständigkeit des Beleggynäkologen, nicht der Verantwortung der Hebamme; die Hebamme wird als Gehilfin des Arztes tätig.

OLG Zweibrücken, Urt. v. 16.01.1996 – 5 U 45/94, VersR 1997, 1103:
Zur Kompetenz des Arztes für die Behebung einer Schulterdystokie im fünften Weiterbildungsjahr als Geburtshelfer.

OLG Oldenburg, Urt. v. 16.01.1996 – 5 U 17/95, NA-Beschl. v. 12.11.1996 – VI ZR 60/96, VersR 1997, 1236:
Zur Aufgabenverteilung zwischen Hebamme und ärztlichem Geburtshelfer bei der Leitung und Überwachung der Geburt.

BGH, Urt. v. 08.02.2000 – VI ZR 325/98, NJW 2000, 2741 = VersR 2000, 1107:
Schutz des Patienten vor Haftungslücken aufgrund der Organisation der ärztlichen Versorgung im Belegkrankenhaus: für die Fehler einer angestellten Hebamme hat das Belegkrankenhaus nur einzustehen, solange diese nicht wegen einer besonderen ärztlichen Weisungskompetenz oder der Übernahme der Geburtsleitung durch den Belegarzt diesem zugerechnet werden können.

OLG Karlsruhe, Urt. v. 16.05.2001 – 7 U 46/99, VersR 2003, 116, 118:
Sobald ein approbierter Arzt in die Geburtsleitung hineintritt, übernimmt dieser die Verantwortung.

OLG Stuttgart, Urt. v. 08.07.2003 – 1 U 104/02, OLGR 2004, 239 = GesR 2004, 224:
Übernimmt die erfahrene Hebamme die Geburtsleitung und unterstützt die anwesende, unerfahrene Assistenzärztin die Hebamme lediglich, bestehen nur Anhaltspunkte für Haftungsfehler, wenn Fehler der Hebamme erkennbar werden, und es die Ärztin unterlässt, unverzüglich einen Facharzt heranzuziehen, oder wenn der Assistenzärztin bei ihren Unterstützungsmaßnahmen selbst ein Behandlungsfehler unterläuft.

OLG Karlsruhe, Urt. v. 13.10.2004 – 7 U 122/03, VersR 2005, 1587 = OLGR 2005, 40, 41:
Ist die Hebamme ohne Leitung eines Belegarztes oder quasi eigenverantwortlich tätig, so haftet der Träger des Belegkrankenhauses für die Fehler der bei ihm beschäftigten Hebamme.

BGH, Urt. v. 07.12.2004 – VI ZR 212/03, NJW 2005, 888, 890 = VersR 2005, 408, 409 f. = MedR 2005, 412:
Bei einer grob fehlerhaften ärztlichen (!) Geburtsleitung ist das Fehlverhalten des Arztes der Hebamme nicht zuzurechnen. Einer Hebamme obliegt im Geburtshaus ebenso wie in einem Krankenhaus die selbstständige Betreuung und Leitung nur einer komplikationslosen Geburt. Das Behandeln regelwidriger Vorgänge ist einem Arzt vorbehalten. Die Hebamme ist dem Arzt grundsätzlich untergeordnet und dessen Gehilfin, sobald der Arzt die Behandlung übernommen habe. Beim Auftreten von Regelwidrigkeiten hat sie jedoch einen weiteren Arzt hinzuziehen.

OLG Hamm, Urt. v. 16.01.2006 – 3 U 207/02, MedR 2006, 353:
Remonstrationspflicht der Hebamme bei gravierenden Fehlern des Arztes bei der Geburtsleitung.

OLG Düsseldorf, Urt. v. 26.04.2007 – 8 U 37/05, VersR 2008, 534:
Sobald die Hebamme aufgrund ihrer geburtshilflichen Ausbildung erkennen muss, dass der Arzt vollkommen regelwidrig und unverständlich vorgeht, endet die „Hierarchie" zwischen Arzt und Hebamme während der Geburt.

OLG Koblenz, Urt. v. 03.05.2007 – 5 U 567/05, MedR 2008, 513 = VersR 2008, 222:
Zeigt das vorgeburtliche CTG über zwei Stunden mehrmals kritische Abfälle der Herzfrequenz des Kindes und versäumt der Arzt eine Blutanalyse und rasche Einleitung

der Geburt, kann darin ein grober Behandlungsfehler liegen, der zu einer Beweislastumkehr führt.

Wird die Geburt von einer Ärztin mit vierjähriger Berufserfahrung geleitet, können deren grob fehlerhafte Versäumnisse einer Hebamme nicht zugerechnet werden, wenn das Vorgehen der Ärztin sich der Hebamme nicht als schlechterdings unvertretbar mit dem Erfordernis sofortiger Intervention darstellte. Eine Beweislastumkehr zum Nachteil der Ärztin erstreckt sich daher nicht ohne weiteres auf die Hebamme.

OLG Koblenz, Urt. v. 05.02.2009 – 5 U 854/08, GesR 2009, 198, 199 = OLGR 2009, 401, 402:

Erteilt der Belegarzt der Hebamme Stunden zuvor den telefonischen Rat, ein engmaschiges CTG zu erstellen, wird er hierdurch noch nicht zum verantwortlichen Geburtsleiter.

F. Literaturverzeichnis

Bayertz, Kurt,
Verantwortung – Prinzip oder Problem?
Wissenschaftliche Buchgesellschaft, Darmstadt, 1995,
(zitiert: Bayertz, Verantwortung).

Beck, Susanne,
Probleme individueller strafrechtlicher Verantwortung in Kliniken,
Zur Wechselwirkung von Strafrechtsdogmatik und Täterauswahl bei Arbeitsteilung,
MedR 2011, 471 ff.,
(zitiert: Beck, MedR 2011).

Berg, Dietrich, Ulsenheimer, Klaus,
Patientensicherheit, Arzthaftung, Praxis- und Krankenhausorganisation,
Springer, Berlin, Heidelberg, 2006,
(zitiert: Berg/Ulsenheimer).

Bergmann, Karl Otto,
Delegation und Substitution ärztlicher Leistungen auf/durch nichtärztliches Personal,
MedR 2009, 1 ff.,
(zitiert: Bergmann MedR 2009).

Bergmann, Karl Ott, Kienzle, Hans-Friedrich,
Krankenhaushaftung,
Organisation, Schadensverhütung und Versicherung; Leitfaden für die tägliche Praxis,
Deutsche Krankenhaus Verl.-Ges., Düsseldorf, 2. Auflage, 2003,
(zitiert: Bergmann, Krankenhaushaftung).

Berufsverband Deutscher Anästhesisten,
und Deutsche Gesellschaft für Anästhesiologie und Intensivmedizin,
Zulässigkeit und Grenzen der Parallelverfahren in der Anästhesiologie,
„Münsteraner Erklärung II 2007", Münster, 2007,
(zitiert: BDA Parallelverfahren).

Berufsverband Deutscher Anästhesisten und Deutscher Chirurgen,
Vereinbarung über die Zusammenarbeit bei der operativen
Patientenversorgung (1982),
Hamburg, Hannover, Nürnberg, Stand 5. Auflage 2011,
http://www.dgai.de/eev/EEV_2011_S_9-12.pdf,
[zuletzt aufgerufen am 17.03.2012],
(zitiert: BDA Vereinbarung).

Blencowe, Natalie S., Parsons, Brian A., Hollowood, Andrew D.
Effects of changing work patterns on general surgical training over the last decade,
Postgrad. Med. J. 2011; 87: 795 – 799,
(zitiert: Blencowe, Changing work patterns).

Boll, Matthias,
Strafrechtliche Probleme bei Kompetenzüberschreitungen nichtärztlicher medizinischer Hilfspersonen in Notsituationen,
Springer, Berlin, Heidelberg, 2001,
(zitiert: Boll, Kompetenz).

Brinkmann, Bernhard,
Der Vertrauensgrundsatz als eine Regel der Erfahrung,
Duncker & Humblot, Berlin, 1996,
(zitiert: Brinkmann, Vertrauensgrundsatz).

Büchner, Bianca, Stöhr, Alexander,
Arbeitszeit in Krankenhäusern – ein haftungsrechtliches Risiko?
NJW 2012, S. 487 ff.,
(zitiert: Büchner/Stöhr).

Bundesärztekammer, Kassenärztliche Bundesvereinigung,
Stellungnahme der Bundesärztekammer und der Kassenärztlichen
Bundesvereinigung,
Persönliche Leistungserbringung,
Möglichkeiten und Grenzen der Delegation ärztlicher Leistungen,
Dtsch Arztebl 2008; 105(41): A-2173 / B-1865 / C-1817,
(zitiert: Stellungnahme der Bundesärztekammer und der Kassenärztlichen
Bundesvereinigung, 2008).

Carstensen, Gert, Schreiber, Hans-Ludwig,
In: Jung, Heike,
Arzt und Patient zwischen Therapie und Recht,
Verlag Enke, Stuttgart, 1981,
(zitiert: Carsten/Schreiber).

Deutsch, Erwin, Spickhoff, Andreas,
Medizinrecht,
Springer, Berlin, Heidelberg, 6. Auflage, 2008,
(zitiert: Deutsch/Spickhoff, Medizinrecht).

Deutsch, Erwin,
Das Organisationsverschulden des Krankenhausträgers,
NJW 2000, 1745 ff.,
(zitiert: Deutsch, NJW 2000).

Deutsch, Erwin,
Den Letzten beißen nicht die Hunde: Die Haftung bei der arbeitsteiligen Medizin:
In: Duttge, Gunnar,
Perspektiven des Medizinrechts im 21. Jahrhundert,
Göttinger Schriften zum Medizinrecht, Universitätsverlag, Göttingen, Bd.1, 2007,
(zitiert: Deutsch, Haftung bei der arbeitsteiligen Medizin).

Deutsche Gesellschaft für Gynäkologie und Geburtshilfe e.V.,
Leitlinien, Empfehlungen, Stellungnahmen,
Der Frauenarzt 1996; 37: 1176, Stand August 2010,
http://www.dggg.de/fileadmin/public_docs/Leitlinien/3-6-2-zusammenarbeit-2010.pdf,
[zuletzt aufgerufen am 17.03.2012],
(zitiert: Leitlinie Gynäkologie).

Duttge, Gunnar,
Arbeitsteilige Medizin zwischen Vertrauen und strafbarer Fahrlässigkeit
ZIS 2011, 349 f.,
(zitiert: Duttge, ZIS 2011, 349).

Engisch, Karl,
Wie ist rechtlich die Verantwortlichkeit des Chirurgen im Verhältnis zur Verantwortlichkeit des Anästhesisten bei ärztlichen Operationen zu bestimmen und zu begrenzen?
In: Langenbeck's Archiv für klinische Chirurgie,
Kongressorgan der Deutschen Gesellschaft für Chirurgie,
Springer, Berlin, Heidelberg, Band 297, 1961,
(zitiert: Engisch, Langenbeck's Archiv).

Eser, Albin,
Der Arzt zwischen Eigenverantwortlichkeit und Recht,
In: Mieth, Dietmar, Weber, Helmut,
Anspruch der Wirklichkeit und christlicher Glaube,
Patmos Verlage, Düsseldorf, 1990, S. 166 ff.,
(zitiert: Eser, Eigenverantwortlichkeit),

Führ, Martin,
Eigen-Verantwortung im Rechtsstaat,
Duncker & Humblot, Berlin, 2003,
(zitiert: Führ, Eigen-Verantwortung).

Fischer, Thomas,
Strafgesetzbuch und Nebengesetze,
C. H. Beck, München, 59. Auflage, 2012,
(zitiert: Fischer, StGB).

Hart, Dieter,
Vertrauen, Kooperation und Organisation: Probleme der Zusammenarbeit, der Übergabe und an Schnittstellen im Arzthaftungsrecht,
In: Kern, Bernd-Rüdiger, Wadle, Elmar, Schröder, Klaus-Peter, Katzenmeier, Christian,
Festschrift für Adolf Laufs,
Springer, Berlin, Heidelberg, 2006, S. 843-879,
(zitiert: Hart, Zusammenarbeit).

Jung, Heike,
Arzt und Patient zwischen Therapie und Recht,
Verlag Enke, Stuttgart, 1981,
(zitiert: Jung, Arzt und Recht).

Kamps, Hans,
Ärztliche Arbeitsteilung und strafrechtliches Fahrlässigkeitsdelikt,
Duncker & Humblot, Berlin, 1981,
(zitiert: Kamps, Ärztliche Arbeitsteilung).

Kindhäuser, Urs,
Strafrecht Allgemeiner Teil,
Nomos, Baden-Baden, 5. Auflage, 2011,
(zitiert: Kindhäuser, AT).

Köhler-Fleischmann, Gabriele,
Der Grundsatz der persönlichen ärztlichen Leistungspflicht,
Quintessenz, München, 1991,
(zitiert: Köhler, ärztliche Leistungspflicht).

Kudlich, Hans, Schulte-Sasse, Uwe,
„Täter hinter dem Täter" in deutschen Krankenhäusern,
Strafbarkeit von „patientenfernen" Entscheidern in Gesundheitseinrichtungen bei organisationsbedingten Patientenschäden,
NStZ 2011, 241,
(zitiert: Kudlich, Schulte-Sasse).

Kuhlen, Lothar,
Fragen einer strafrechtlichen Produkthaftung,
C.F. Müller, Heidelberg, 1989,
(zitiert: Kuhlen).

Lackner, Karl, Kühl, Kristian,
Strafgesetzbuch Kommentar,
C. H. Beck, München, 27. Auflage, 2011,
(zitiert: Lackner/Kühl StGB).

Langenbeck's Archiv für klinische Chirurgie,
Kongressorgan der Deutschen Gesellschaft für Chirurgie,
Springer, Berlin, Heidelberg, Band 297, 1961,
(zitiert: Langenbeck's Archiv).

Laufs, Adolf, Uhlenbruck, Kern, Bernd-Rüdiger,
In: Laufs, Adolf, Uhlenbruck, Wilhelm, Genzel, Herbert, Kern, Bernd-Rüdiger, Krauskopf, Dieter, Schlund, Gerhard H., Ulsenheimer, Klaus,
Handbuch des Arztrechts,
C.H. Beck, München, 4. Auflage, 2010,
(zitiert: Laufs/Kern).

Laufs, Adolf, Katzenmeier, Christian, Lipp, Volker,
Arztrecht
C.H. Beck, München, 6. Auflage, 2009,
(zitiert: Laufs/Katzenmeier, Arztrecht).

Luxemburger, Bernd (Arbeitsgemeinschaft Medizinrecht im Deutschen Anwaltverein);
Medizinrecht heute, Erfahrungen, Analysen, Entwicklungen; Festschrift 10 Jahre Arbeitsgemeinschaft Medizinrecht im DAV,
Dt. Anwaltverl., Bonn, 1. Auflage, 2008,
(zitiert: Luxemburger, FS MedR).

Martis, Rüdiger, Winkhart-Martis, Martine,
Arzthaftungsrecht,
Schmidt, Köln, 2010,
(zitiert: Martis/Winkhart).

Morozinis, Ioannis,
Dogmatik der Organisationsdelikte: eine kritische Darstellung der Täterschaftlichen Zurechnungslehre in legalen und illegalen Organisationsstrukturen sowie ein Beitrag zur Lehre vom Tatbestand,
Duncker & Humblot, Berlin, 2010,
(zitiert: Morozinis, Dogmatik Organisationsdelikte).

Peter, Anne-Marie,
Arbeitsteilung im Krankenhaus aus strafrechtlicher Sicht,
Voraussetzungen und Grenzen des Vertrauensgrundsatzes,
Verlag Enke, Stuttgart, 1981,
(zitiert: Peter, Arbeitsteilung im Krankenhaus.)

Peters, Thomas A.,
Defensivmedizin durch Boom der Arztstrafverfahren?
MedR 2002, 227 ff.,
(zitiert: Peters, Defensivmedizin).

Pitz, Andreas,
Was darf das Medizinalpersonal,
Eine Untersuchung zu den Kompetenzen des Medizinpersonals bei eigenverantwortlichem Handeln und Arbeitsteilung,
Tectum Verlag, 2007,
(zitiert: Pitz, Medizinpersonal).

Pflüger, Frank,
Krankenhaushaftung und Organisationverschulden,
Schriftenreihe Medizinrecht, Berlin, Heidelberg, 2002,
(zitiert: Pflüger, Organisationsverschulden).

Pratt, Keeley J., Lamson, Angela L.,
Supervision in Behavioral Health: Implications for Students, Interns, and New Professionals,
J. Behav. Health Serv. Res. 2011 Dec 29,
(zitiert: Pratt, Supervision).

Rieger, Hans-Jürgen, Dahm, Franz Josef, Steinhilper, Gernot,
Heidelberger Kommentar Arztrecht, Krankenhausrecht, Medizinrecht (HK-AKM),
Decker Verlag, Heidelberg, 2011,
(zitiert: Rieger et al., HK-AKM).

Roxin, Claus,
Strafrecht Allgemeiner Teil, Band I,
C. H. Beck, München, 4. Auflage, 2006,
(zitiert: Roxin, AT I).

Roxin, Claus,
Strafrecht Allgemeiner Teil, Band II,
C. H. Beck, München, 1. Auflage, 2003,
(zitiert: Roxin, AT II).

Schelling, Philip,
Personalabbau in der Klinik und rechtliche Verantwortung,
Springer, Der Anästhesist, 2011, 567 ff.,
(zitiert: Schelling, Personalabbau und Verantwortung).

Schmidt, Rolf,
Strafrecht, Allgemeiner Teil,
Schmidt, Grasberg, 10. Auflage, 2011,
(zitiert: Rolf Schmidt, AT).

Schroth, Ulrich,
Vorlesung Medizinstrafrecht,
LMU München, Wintersemester 2011/2012,
(zitiert: VL Schroth).

Schroth, Ulrich,
Die strafrechtliche Verantwortlichkeit des Arztes bei Behandlungsfehlern,
In: Roxin, Claus, Schroth, Ulrich,
Handbuch des Medizinstrafrechts,
Bloomberg Verlag - Stuttgart, München, u.a., 4. Auflage, 2010,
(zitiert: Schroth, MedstrR).

Scobel, Walter,
Supervision im Krankenhaus, oder Kommunikation ist das Rezept,
Huber, Bern, 2002,
(zitiert: Scobel, Supervision).

Schumann, Heribert,
Strafrechtliches Handlungsunrecht und Prinzip der Selbstverantwortung der Anderen,
Mohr, Tübingen, 1986,
(zitiert: Schumann, Handlungsunrecht).

Schüttler, Jürgen, Biermann, Elmar,
Der Narkosezwischenfall: Management kritischer Ereignisse und rechtliche Aspekte,
Thieme, Stuttgart 2. Auflage, 2010,
(zitiert: Schüttler/Biermann).

Spickhoff, Andreas,
Medizinrecht,
Beck'sche Kurz-Kommentare, 1. Auflage, 2011,
C. H. Beck, München, 2011,
(zitiert: Spickhoff, Medizinrecht).

Spickhoff, Andreas, Seibl, Maximilian,
Haftungsrechtliche Aspekte der Delegation ärztlicher Leistungen an nichtärztliches Medizinpersonal unter besonderer Berücksichtigung der Anästhesie,
MedR 2008, 463 ff.,
(zitiert: Spickhoff/Seibl, MedR 2008).

Steffen, Erich, Pauge, Burkhard,
Arzthaftungsrecht,
RWS-Verlag Kommunikationsforum, Köln, 11. Auflage, 2010,
(zitiert: Steffen/Pauge).

Steffen, Erich,
Der sogenannte Facharztstatus aus der Sicht der Rechtsprechung des BGH,
MedR 1995, 360 ff.,
(zitiert: Steffen, MedR 1995).

Sternberg-Lieben, Detlev,
In: Schönke, Adolf, Schröder Horst,
Kommentar Strafgesetzbuch,
C. H. Beck, München, 28. Auflage, 2010,
(zitiert: Sch-Sch).

Stratenwerth, Günter,
Arbeitsteilung und ärztliche Sorgfaltspflicht,
In: Bockelmann Paul, Gallas Wilhelm,
Festschrift für Eberhard Schmidt,
Vandenhoeck & Ruprecht, Göttingen, 1961, S. 383 ff.,
(zitiert: Stratenwerth, Arbeitsteilung).

Taupitz, Jochen, Pitz, Andreas, Niedziolka, Katharina,
Der Einsatz nicht-ärztlichen Personals bei der ambulanten Versorgnung chronisch kranker Patienten – insbesondere im Rahmen von Disease-Management-Programmen,
Lit., Berlin, 2008,
(zitiert: Taupitz/Pitz/Niedziolka).

Ulsenheimer, Klaus,
Medizinrechtliche Schriften,
Verlag Dr. Kovac, Hamburg, 2010,
(zitiert: Ulsenheimer, Schriften).

Ulsenheimer, Klaus,
Delegation ärztlicher Aufgaben auf nichtärztliche Berufsgruppen,
Springer, Der Anästhesist, 2009, S. 453 ff.,
(zitiert: Ulsenheimer, Delegation).

Ulsenheimer, Klaus,
Arztstrafrecht in der Praxis,
C.F. Müller, Heidelberg, 4. Auflage, 2008,
(zitiert: Ulsenheimer, ArztstrR).

Ulsenheimer, Klaus, Biermann, Elmar,
Zur Problematik der Parallelnarkose,
Fachliche und rechtliche Grenzen der Delegation anästhesiologischer Leistungen auf nichtärztliches Personal,
Springer, Der Anästhesist, 2007, S. 313 ff.,
(zitiert: Ulsenheimer/Biermann).

Ulsenheimer, Klaus,
Anforderungen an die Geräteschulung im Rahmen der Weiter- und Fortbildung aus juristischer Sicht,
Kohlhammer, Medizintechnik, 1992, S. 143 ff.
(zitiert: Ulsenheimer, Medtechnik).

Umbreit, Hans-Werner,
Die Verantwortlichkeit des Arztes für fahrlässiges Verhalten anderer Medizinalpersonen,
Peter Lang, Europäische Hochschulschriften, Frankfurt am Main, 1992,
(zitiert: Umbreit, Verantwortlichkeit).

Walter, Alexander,
Spezialisierung und Sorgfaltsstandard im Arzt- und Anwaltshaftungsrecht,
Gieseking, Bielefeld, 2004,
(zitiert: Walter, Spezialisierung).

Weber, Max,
Studienausgabe der Max-Weber-Gesamtausgabe,
Schriften und Reden, Bd. 17, Wissenschaft als Beruf, 1917/1919,
Mohr, Tübingen, 1994,
(zitiert: Weber, Wissenschaft).

Weißauer, Walther,
Arbeitsteilung und Abgrenzung der Verantwortung zwischen Anästhesist und Operateur,
Der Anästhesist 1962, 239 ff.,
(zitiert: Weißauer, Anästhesist 1962).

Weißauer, Walther,
Informationen des Bundesverbandes der Deutschen Chirurgen, 1980, S. 165 ff.,
(zitiert: Weißauer, Chirurg 1980).

Wilhelm, Dorothee,
Verantwortung und Vertrauen bei Arbeitsteilung in der Medizin,
Verlag Enke, Stuttgart, 1984,
(zitiert: Wilhelm, Arbeitsteilung Medizin).

Zwiehoff, Gabriele,
Strafrechtliche Aspekte des Organisationsverschuldens in Krankenhäusern,
MedR 2004, 364 ff.,
(zitiert: Zwiehoff, MedR 2004).

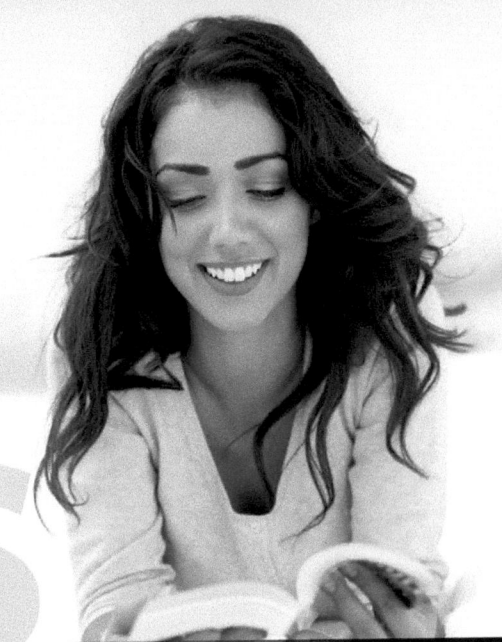

i want morebooks!

Buy your books fast and straightforward online - at one of world's fastest growing online book stores! Environmentally sound due to Print-on-Demand technologies.

Buy your books online at
www.get-morebooks.com

Kaufen Sie Ihre Bücher schnell und unkompliziert online – auf einer der am schnellsten wachsenden Buchhandelsplattformen weltweit! Dank Print-On-Demand umwelt- und ressourcenschonend produziert.

Bücher schneller online kaufen
www.morebooks.de

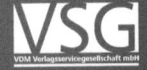

VDM Verlagsservicegesellschaft mbH
Heinrich-Böcking-Str. 6-8
D - 66121 Saarbrücken

Telefon: +49 681 3720 174
Telefax: +49 681 3720 1749

info@vdm-vsg.de
www.vdm-vsg.de

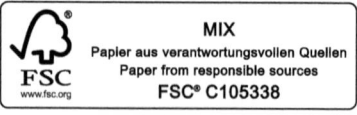

Printed by Books on Demand GmbH, Norderstedt / Germany